RECHERCHES CLINIQUES

SUR LA

DIPHTHÉRIE

ET DE SON

TRAITEMENT

EN PARTICULIER

Avec cinq planches de températures ;
deux tableaux (résumé de 20 observations) sur l'excrétion urinaire
et le dosage de l'urée chez les diphthériques.
Total relevé de trente observations.

PAR

FLORIS BOUFFÉ

Docteur en Médecine de la Faculté de Paris,
Membre titulaire de la Société française d'hygiène,
etc., etc...

***

PARIS

BERTHIER, LIBRAIRE-ÉDITEUR

104, Boulevard Saint-Germain, 104.

1879

RECHERCHES CLINIQUES

SUR LA

DIPHTHÉRIE

ET DE SON

TRAITEMENT

EN PARTICULIER

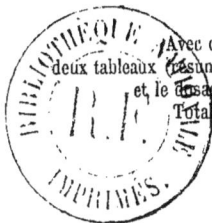

Avec cinq planches de températures ;
deux tableaux (résumé de 20 observations) sur l'excrétion urinaire
et le dosage de l'urée chez les diphthériques.
Total relevé de trente observations.

PAR

FLORIS BOUFFÉ

Docteur en médecine de la Faculté de Paris
Membre titulaire de la Société française d'hygiène,
etc.. etc...

—————

PARIS

BERTHIER, LIBRAIRE-ÉDITEUR

104, Boulevard Saint-Germain, 104.

1879

OUVRAGES DU MÊME AUTEUR

Recherches sur l'Épistaxis chez les Tuberculeux — ou
de l'Épistaxis comme signe prémonitoire de la Phthisie.
In-8°.

POUR PARAITRE PROCHAINEMENT:

Étude sur les Convulsions chez les Enfants, considérées
au point de vue du pronostic et du traitement.

AVANT-PROPOS

La diphthérie est incontestablement une des maladies qui fait le plus de victimes chez les enfants; aussi, frappé, dès le début de nos études, de l'impuissance du traitement, soit médical, soit chirurgical, que l'on ait à opposer à cette terrible affection, eûmes-nous l'attention éveillée et fîmes-nous tous nos efforts pour essayer d'apporter notre part de lumières, quelque faible qu'elle fût, à l'étude de cette affection et surtout au point qui intéresse le plus le médecin, c'est-à-dire à la thérapeutique de l'angine diphthérique et du croup.

Ayant donc quelques observations, puisées tant dans notre pratique personnelle qu'à l'Hôpital des Enfants, dans le service de M. Archambault, où le maître bienveillant et le nombreux public d'élèves, qui assistaient à sa visite, ont pu suivre mon expérimentation, j'ai pensé qu'il pouvait être utile de les porter à la connaissance de tous en les publiant.

Ces observations, ainsi contrôlées, et portant aussi bien sur le croup d'emblée que sur le croup secondaire, consécutif à une angine, et sur des cas d'angine diphthérique, dans une série de sujets compris entre trente mois et vingt-six ans, offrent, par le résultat qu'elles nous ont constamment fourni, une réelle importance. Elles semblent donc faire prévaloir notre manière d'envisager la question. C'est ce qui nous a décidé à entreprendre ce travail.

Quoique ces observations ne soient pas encore assez nombreuses pour asseoir définitivement notre traitement et l'ériger en méthode, néanmoins nous avons cru devoir faire connaître notre thérapeutique, les guérisons obtenues par nous portant souvent sur des cas désespérés et ne pouvant être toutes, par conséquent, le fait d'une coïncidence, heureuse, bizarre, comme on en trouve en médecine. La coïncidence est une fin de non-recevoir scientifique, dit M. le professeur Peter ; aussi n'y avons-nous pu croire. Mais avant de développer mon sujet, qu'il me soit permis d'adresser mes remercîments sincères à M. le Dr Archambault, dont le puissant concours n'a cessé de m'entourer pendant que je complétais mes recherches dans son service.

Que les auteurs dont les idées seront discutées dans ce mémoire, et pour lesquels personne ne professe une plus haute estime scientifique que nous, veuillent bien ne voir dans la divergence de vues qui s'élévera quelquefois entre nous, que mon impartialité à défendre ce que je crois être la vérité.

Puissé-je y arriver ! ou si la voie trop aride et nos faibles moyens ne nous permettent pas de convaincre nos lecteurs, puissions-nous être assez heureux pour voir surgir de nouveaux travaux sur cette question si palpitante d'intérêt. Nous aurons été heureux d'y contribuer.

INTRODUCTION

Le travail que nous livrons ici au public médical est le fruit de recherches personnelles. — Les idées que nous émettons dans ce mémoire sur la diphthérie, sans être absolument nouvelles, sortent quelque peu du cadre dans lequel on est accoutumé de voir placer cette affection. — Ainsi la diphthérie est considérée par nous comme une entité morbide, et comme telle, comprend un ensemble de phénomènes symptomatiques aux indications multiples. — Je ne fais qu'indiquer ici cette manière d'envisager la question qu'on trouvera discutée au cours de l'ouvrage.

Le titre seul explique assez que nous n'avons pas eu l'idée de donner ici une description magistrale de la diphthérie ; aussi, nos recherches n'ont-elles porté que sur certains points peu élucidés, ou plutôt sur des questions laissant encore la voie ouverte à de nouvelles études intéressant surtout le clinicien. Viz :

1° Les formes de la diphthérie, et en particulier, la forme *urémique*, peu connue.

2° La température dans cette affection.

3° L'état des urines, leur couleur, l'excrétion urinaire ; les variations dans la quantité d'urée rendue par les diphthériques, notées en chiffres (grammes) qui m'ont été donnés par M. Bouchut avec une amabilité dont je lui suis reconnaissant.

4° L'albuminurie liée à la maladie.

5° L'altération du sang.

6° Le prétendu rash diphthérique.

7° Les rapports qui existent entre la scarlatine et la diphthéric.

8° La scarlatine angineuse, ses caractères, la couleur de la fausse membrane dans cet exanthème.

9° Une large place a été réservée au rôle que joue le système nerveux dans cette maladie et notamment dans le croup ou diphthérie du larynx.

10° Enfin, le traitement, but de notre travail, en comprendra la plus grande partie.

On pourra s'étonner, en lisant ce mémoire, de n'y pas trouver un chapitre consacré aux fausses membranes.

Nous avons dit précédemment que ces recherches étaient toutes cliniques et qu'elles n'avaient porté que sur certains points peu élucidés de la question. — Les fausses membranes n'entrent point dans cet ordre de faits ; ayant été parfaitement décrites, nous ne saurions rien ajouter à leur description actuellement qui n'ait été dit déjà dans des traités spéciaux, aussi avons-nous préféré ne pas nous y arrêter et renvoyer aux ouvrages qui se sont occupés spécialement de la question. — Le même motif nous a fait garder le silence sur la paralysie diphthéritique.

Ne pas s'exposer à des répétitions afin de ne point fatiguer le lecteur, telle sera la voie que nous suivrons dans le cours de cet ouvrage.

Paris, 30 *mai* 1879.

RECHERCHES CLINIQUES

SUR

LA DIPHTHÉRIE

ET DE SON TRAITEMENT EN PARTICULIER

CHAPITRE PREMIER

DIPHTHÉRIE. — SA NATURE. — CONSIDÉRATIONS GÉNÉRALES. —
EST-CE UNE AFFECTION GÉNÉRALE OU LOCALE ? — UNITÉ. —
FORMES. — CAUSES. — DIPHTHÉRIE SECONDAIRE.

Une des questions qui passionna le plus le monde scientifique
et qui fut défendue avec une égale valeur par des hommes éminents, tels que Bretonneau, Trousseau et autres qui leur ont succédé, fut d'établir la nature de la diphthérie et de déterminer si
c'était une maladie générale ou une affection locale. Problème
complexe, difficile et qui divisa les plus illustres médecins !

Trois hommes, dont les travaux ont jeté une vive lumière sur ce
point de la pathologie, se sont partagé l'honneur de le résoudre.

Bretonneau, ne voyant dans l'affection qu'une inflammation

locale, lui donne le nom de « diphthérite ». C'est à Trousseau que revient l'honneur d'avoir établi, comme l'a si judicieusement fait remarquer son élève et ami, M. le professeur Peter, que la diphthérie est une affection générale et d'avoir ainsi remplacé le terme « *diphthérite* » par le mot diphthérie.

A chacun donc, de l'élève et du maître, revient une part immense pour avoir si bien étudié cette terrible affection. A celui-ci (Bretonneau) la gloire d'avoir parfaitement mis en lumière la nature spécifique de l'affection qu'il appelait diphthérite ; à l'élève d'avoir démontré l'affection générale. Mais Trousseau, comme les autres, imbu au commencement de sa carrière des idées de son maître, ne proclama que fort tard et après de nombreuses observations, ses nouvelles idées sur la diphthérie, et ce n'est que grâce au concours puissant de M. le professeur Peter que la « diphthérie » fut généralement admise.

Pour les uns donc, la diphthérie considérée comme une affection localisée au moment de son apparition sur une amygdale, ou sur un des points quelconques de l'arrière-gorge, ne se généralisait que si l'on donnait au poison le temps d'être résorbé ; de là, à l'indication thérapeutique, il n'y avait qu'un pas ; de là la médication énergique par les cautérisations (1) ; de là l'amputation des amygdales (2), afin de détruire « in situ » le poison morbifique.

Pour les autres, la diphthérie inconnue dans son essence, aussi impossible à saisir que le poison tellurique, génie de la fièvre paludéenne, suit la même loi que toutes les épidémies, et se trouvant dans l'air ambiant que nous respirons, se propage avec lui et va, d'emblée, infecter l'économie. Alors, suivant l'aptitude de l'individu, suivant son état de réceptivité, ce poison qui n'est qu'un miasme (nous y reviendrons) trouvant un terrain favorable à l'éclosion de la maladie, prend place, s'y déve-

1. Bretonneau. Trousseau.
2. Bouchut.

loppe et se traduit au dehors par la fausse membrane qui en est la première expression ; tandis que dans d'autres cas, ceux même qui vivent au milieu d'un foyer d'infection, y sont absolument réfractaires. C'est donc à l'opinion d'un poison miasmatique, d'un ferment producteur de la diphthérie, que nous nous rattachons. Et en quoi diffère ici la diphthérie des fièvres éruptives, de la rougeole, de la variole, de la scarlatine et de tant d'autres maladies, grippe, coqueluche, voire même le choléra, etc. ? A-t-on jamais pu saisir le germe d'une de ces affections, de manière à l'arrêter, à le détruire, dès qu'on en suppose l'apparition ?

Dans une troisième catégorie se rangent les auteurs qui considèrent la diphthérie comme une affection zymotique. Discutons chacune de ces théories.

Bretonneau qui le premier a eu le mérite de bien étudier la diphthérie et de la séparer du groupe confus où elle était classée à côté des angines gangréneuses, ulcéreuses et autres, pour en faire une affection, la diphthérite ; et Trousseau son illustre élève, furent les partisans de l'origine locale de la diphthérie. On peut comparer, dit Trousseau (1), ce qui se passe ici, avec ce qui se passe dans la pustule maligne, où en attaquant directement l'affection locale, nous enrayons la marche de la maladie générale dont cette affection était une première manifestation. Et plus loin. « La *médication topique*, malgré les oppositions qu'elle rencontre aujourd'hui, est la médication par excellence dans le traitement de la diphthérie. Elle est aussi indiquée dans cette maladie qu'elle l'est dans la pustule maligne ; j'ai insisté sur ce point capital (2). »

M. Bouchut pense également que « la diphthérite (3) est une maladie primitivement locale, et qu'elle ne devient générale qu'un peu plus tard en infectant l'organisme au moyen d'une

1. *Clinique Méd.* Tom. I. p. 486.
2. *Idem.* p. 532.
3. Bouchut, *Traité des maladies des nouveau-nés*, page 1022. Paris 1878.

résorption putride ou septicémique, qui fait périr les malades à la suite de leucémie, d'endocardite et d'embolie miliaires disséminés dans les poumons et dans les autres organes. Sous ce rapport elle est l'analogue de la pustule maligne, maladie locale qui engendre le charbon, affection générale, des ulcérations accidentelles qui entraînent l'infection purulente, de la pourriture d'hôpital, ou enfin du chancre qui amènera la syphilis constitutionnelle. »

Certes, on ne peut le nier, c'est là une interprétation bien séduisante pour expliquer l'infection diphthérique ; mais c'est surtout simplifier les faits, résoudre du même coup toutes les difficultés. Quoi de plus rationnel, en effet, une fausse membrane étant donnée, germe de l'infection, de la détruire aussitôt, d'enlever sur le champ, en l'arrachant par exemple, cet hôte incommode de la gorge d'un malade, et d'enrayer ainsi le mal en s'opposant à son évolution. La théorie est irréprochable ; mais de là à la pratique il y a un abîme !

Si la diphthérie était aussi facile à traiter, s'il ne s'agissait, en un mot, que de pratiquer une ou plusieurs cautérisations afin d'empêcher la résorption putride, comment expliquer de nos jours cet abandon presque général d'un moyen si puissant ! Malheureusement l'expérience, la pratique quotidienne, sont venues démontrer à quelles déceptions conduisait cette méthode et si l'on est arrivé à une indifférence aussi absolue à l'égard de ce procédé, c'est qu'il a fallu s'incliner devant la clinique, devant des faits irréfutables.

M. Sanné (1) a fort bien réfuté ces opinions. « L'expérience de ces dernières années ne permet plus d'accepter cette manière de voir, dit-il. On constatera au chapitre du *traitement* l'unanimité remarquable des meilleurs praticiens sur l'inutilité de la cautérisation dans la diphthérie. On verra aussi que l'amputation des amygdales n'a pas répondu à l'attente de son auteur

1. *Traité de la diphthérie*, p. 561.

puisqu'elle n'a pas empêché, dans bien des cas, l'extension de la diphthérie, et que dans d'autres cas dont j'ai été témoin, la diphthérie a récidivé sur la surface même de section.

D'autre part, la comparaison que Trousseau établit entre la diphthérie et la pustule maligne n'est pas plus acceptable. En effet, tandis que la pustule maligne est une espèce de nid parasitaire dont les bactéridies s'échappent pour pénétrer peu à peu dans le sang, de telle façon que le repaire détruit, l'infection cesse, les fausses membranes, au contraire, sont déjà la preuve de l'intoxication générale. On peut la comparer avec plus de justesse au chancre induré qui se développe au point même où le virus a pénétré dans l'économie, mais qui est en réalité, le premier des accidents secondaires. Il n'est pas aujourd'hui de praticien qui prétende arrêter la marche de la syphilis en excisant ou en cautérisant le chancre. »

Et plus loin (1). « Si la diphthérie, maladie locale d'abord commençant par les amygdales, ne devenait générale ensuite que par absorption, quels organes seraient plus exposés à la réceptivité du poison morbide que les voies digestives, qui sont en contact habituel avec les débris de fausses membranes avalés en même temps que la salive et les aliments, quand elles ne sont pas baignées constamment par un liquide ichoreux, fétide, provenant de la gorge. Malgré ces conditions si favorables au développement des fausses membranes, la présence de celles-ci sur l'œsophage, l'estomac et l'intestin, est exceptionnelle. »

Quel nouvel enseignement, et quel argument contre cette théorie que l'existence chez un malade d'une fausse membrane, plaque diphthérique, vigoureusement cautérisée chaque jour et même plusieurs fois dans les vingt-quatre heures, au point d'entamer la muqueuse, les tissus sous-jacents et de produire des lésions indélébiles (M. Bouchut en cite un exemple dans son

---

1. *Traité de la diphthérie*, page 362.

ouvrage (1)) ; quel enseignement, dis-je, que cette fausse membrane en apparence si bénigne, si légère et qui va amener la mort de ce malade. C'est à peine si elle a jamais eu un centimètre d'étendue et si elle a vécu quelques heures, et pourtant le résultat de son apparition est là : elle va semer la désolation et le deuil dans cette famille!

Comment pourrait-il se faire également que dans certains cas (la science en compte aujourd'hui un nombre qui mérite d'être pris en considération) on vît apparaître, la diphthérie étant toujours une affection locale, des fausses membranes sur plusieurs points de l'organisme à la fois, viz : anus, vulve, lésions cutanées, engelures excoriées, surface de vésicatoire derrière les' oreilles, etc. ?

Il est aussi des cas où le larynx (j'en ai une observation personnelle qu'on trouvera plus loin), les bronches (MM. Roger et Peter en ont observé) sont frappés d'emblée et l'on en rencontre d'autres où les fausses membranes apparues d'abord sur une surface dénudée par exemple, ne gagnent la gorge que quelque temps après.

Que dire enfin de ces cas de diphthérie *fruste*, comme je proposerai de l'appeler, où la maladie se montre d'une manière à peine appréciable et en un point où l'on n'a pas coutume de l'observer. Il semble qu'il se fasse une sorte de trouble de l'organisme qui ne peut encore rendre par une manifestation extérieure ce qu'il ressent. Le médecin est alors consulté pour toute autre chose et ce n'est qu'au moment où devrait apparaître la convalescence qu'éclate la diphthérie. M. Laboulbène (2) en cite un cas dans son ouvrage ; nous en rapportons un plus loin.

En vain voudrait-on comparer la diphthérie à une affection virulente ? Jusqu'ici malgré les trop courageuses tentatives des Trousseau et Peter, l'inoculation de la diphthérie est restée sans

1. Ouvr. cit. p. 315.
2. *Recherches cliniques et anatomiques sur les affections pseudo-membraneuses*, pages 326-27. — Paris, 1861.

résultat. La science n'est donc pas fixée sur ce point, les deux observations de M. Bergeron (1) ne suffisant pas pour infirmer les expériences personnelles des maîtres éminents cités plus haut.

Est-ce à dire que des médecins pratiquant la trachéotomie (Herpin de Tours) ou cautérisant seulement la gorge (Gendron) aient été inoculés pour avoir reçu sur les lèvres, la bouche, les fosses nasales, des concrétions lancées par les malades dans un violent effort de toux ou dans un accès de suffocation ? Mais ici nous pouvons opposer aux cas de ces praticiens ceux de Blache fils et de Valleix qui n'ayant fait que veiller des malades, succombèrent comme les premiers aux atteintes de la diphthérie. Pour nous, dans tous ces cas, la diphthérie, absorbée par la voie pulmonaire, amena l'intoxication des malades. — Comme Blache fils et Valleix, Herpin de Tours et Gendron se trouvèrent dans une atmosphère infectée, et mieux que les premiers placés à quelques centimètres des malades pour la trachéotomie et la cautérisation, respiraient, absorbaient directement l'air expiré par les diphthériques. — Comment admettre la virulence dans ces cas ? Nous n'y verrons donc qu'une contagion qui s'est opérée de la façon la plus ordinaire ; l'air en est le véhicule, la respiration la cause, et l'organisme le support !

Peut-être m'objectera-t-on les contagions ou les inoculations, si l'on veut les appeler ainsi, des internes, des élèves en médecine, à la suite de la trachéotomie ou de nécropsies de malades morts de diphthérie ; mais à celles-là ne peut-on pas répondre par l'empoisonnement diphthérique des pharmaciens attachés aux divers services d'enfants ? S'il est parmi ceux qui suivent un maître à l'hôpital, des personnes qui, *en apparence*, devraient être plus que toutes les autres à l'abri du mal, ce sont bien les internes en pharmacie. Ne venant dans les salles qu'un moment à l'heure de la visite et n'ayant pas, comme les élèves,

1. *Bull. de la Société Médicale des Hôpitaux de Paris*, tome IV, n° 4, 1859.

à s'occuper des malades, à les ausculter, à les retourner, approchant rarement de ceux-ci, il semblerait qu'ils dussent bénéficier des devoirs de leur profession. Mais qui ne sait aujourd'hui que quoique placés dans ces conditions, ils ne soient souvent atteints par la diphthérie. Comment expliquer cette contagion, si ce n'est par la voie pulmonaire?

Si, maintenant, établissant pour un seul instant une comparaison entre la syphilis et la diphthérie, nous reportons nos souvenirs quelques années en arrière, ne voyons-nous pas qu'il a été dit : « Le chancre est la porte d'entrée de la syphilis (1) » tandis qu'il est avéré aujourd'hui qu'il n'en est que la première manifestation. L'expérience ayant prononcé, n'a-t-on pas fait justice de ces erreurs pour rétablir la question sous son véritable jour.

La diphthérie n'est donc pas une maladie locale, pas plus que la dothiénentérie n'est une affection des plaques de Peyer seulement. Vouloir renfermer la maladie dans un cas aussi restreint, ne s'arrêter qu'à la gorge, à la fausse membrane qui s'y montre, faisant ainsi abstraction de l'ensemble des phénomènes symptomatiques que ne doit jamais négliger le médecin, serait s'exposer à méconnaître les vrais principes de la clinique et la thérapeutique qui en découlerait serait impuissante, dans la plupart des cas, à donner les résultats qu'on en attend.

Je ne ferai que mentionner la troisième théorie ou zymotique, la science n'étant pas fixée à cet égard. Déjà, en 1859, M. Jodin, dans un mémoire présenté à l'Académie des Sciences, annonça avoir trouvé dans les fausses membranes pharyngées et laryngées diphthériques un parasite végétal « des spores. »

M. Sanné (2), se demandant quelle est la nature du poison diphthérique, s'exprime ainsi : « L'état actuel de la science ne permet pas de répondre à cette question. La tendance qui nous vient d'Allemagne et qui consiste à donner dans la pathologie

1. Ouvr. cit., p. 374.
2. Ouvr. cit., page 374.

une large place à l'élément parasitaire ne pouvait manquer de faire de la diphthérie une maladie zymotique.

Litzerich, entre autres, a décrit un champignon, le *zygodermus fuscus* qui serait le principe spécifique de la diphthérie. J'ai fait voir à l'article « Anatomie pathologique » que ce parasite n'avait rien de spécial à la diphthérie, pas plus que le *micrococcus,* autre microphyte auquel OErtel, Eberth, Nassiloff, etc., attribuaient les mêmes propriétés. »

Le Dʳ G. Ferrini, de Tunis, dans deux mémoires (1) parus il y a quelque temps déjà, se prononce, dit le Dʳ Brillet (2) catégoriquement pour l'origine parasitaire des fausses membranes et ce n'est point sans raisons plausibles qu'il est de cet avis, puisque le microscope a constamment révélé dans les altérations de la muqueuse de l'arrière-bouche une végétation de « micrococchi » et de sporules du genre oïdium. Ces mycodermes ont été signalés par Tommasi Crudeli dans le sang des malades. »

On le voit, la théorie est la même ; que ce soient des micrococchi ou d'autres champignons, le médecin italien fait de l'affection une maladie zymotique.

Laissant donc ces théories, nous continuerons à considérer, avec le plus grand nombre des auteurs, la diphthérie comme une affection générale. Nous avons dit qu'elle n'était pas virulente. De plus, elle est contagieuse (voir plus loin dans quel sens nous admettons cette propriété). Sa tendance à envahir les muqueuses et à se montrer, pendant les saisons froides et humides, nous l'a fait ranger parmi les affections catarrhales. C'est, en effet, une maladie de l'ordre de ces affections et l'on peut dire qu'elle en est la plus haute expression. Mais, ici, ce n'est pas une phlegmasie franche qui se traduit par une exagération de la sécrétion : la spécificité de l'affection amène une perturbation dans l'acte sécré-

1. *Hist. clinique de la diphthérite,* Tunis, 1872-74.
2. Comptes-rendus, *Journal d'hygiène,* 1876, page 284.

toire qui donne un produit spécial, plastique, la fausse membrane.

En vain, voudrait-on m'opposer l'absence d'un élément catarrhal dans le diphthérie : nous y trouvons en effet, comme dans toute affection catarrhale, les signes d'une névrose de la sensibilité, une altération du sang, dépendant d'une double cause : des éléments catarrhal et septique ; enfin, la fausse membrane, effet de l'infection miasmatique, qui remplace ici l'exanthème de l'état catarrhal.

Quelles sont les causes qui paraissent présider à ce qu'on appelle l'infection miasmatique ?

« Ce sont, dit M. Ch. Robin (1), des substances albuminoïdes altérées, soit d'origine végétale, soit d'origine animale : lorsqu'elles pénètrent dans l'économie, elles entraînent graduellement des modifications des substances coagulables du sang auxquelles elles se mélangent, etc. »

La coagulabilité du sang pouvant donc augmenter sous l'influence d'un agent septique, comment s'opère cette coagulation ? Par le dédoublement de la plasmine.

On sait, en effet, que le sang contient de la fibrine concrète et de la fibrine dissoute, lesquelles forment la plasmine du sang à l'état normal ; mais que celle-ci se dédouble dans des conditions anormales. « Ce dédoublement de la plasmine, continue M. Ch. Robin, en fibrine concrète et en fibrine dissoute, peut s'accomplir, sans rupture des vaisseaux sanguins à la surface de la peau, des muqueuses et des séreuses, dans les états généraux qu'on appelle *diphthéritiques* ». Il ne faut donc pas dire d'une manière absolue, ajoute-t-il ailleurs, que l'augmentation de la quantité de fibrine soit susceptible de causer un état morbide, puisqu'elle ne préexiste pas à sa coagulation, puisqu'elle n'existe pas comme *fibrine* dans le sang, mais comme *plasmine* (p. 110).

1. *Traité des humeurs*, p. 196.

De l'exposé qui précède, nous devons induire la conclusion suivante : le sang emprisonné charrie un principe septique, un agent miasmatique, que les uns ont voulu appeler « micrococcus », d'autres « spores », mais qui reste véritablement à démontrer et à dénommer, puisqu'il est encore inconnu. La plasmine du sang en présence de cet agent tend à se dédoubler, comme nous l'a appris M. Robin.

La diphthérie est donc une affection catarrhale, spécifique, infectieuse. Son caractère principal, pathognomonique est de sécréter la fausse membrane, d'envahir l'organisme, d'y pénétrer profondément et de laisser sur la presque totalité des appareils, des traces de son passage ; les paralysies, suites d'angines ou de croup, en sont dans la moitié des cas, au moins, des conséquences fatales.

La diphthérie est si bien une maladie générale qu'elle offre, dit M. Laboulbène (1), comme les maladies *totius substantiæ*, une altération profonde des humeurs, et qu'elle laisse après elle des paralysies, une anémie considérable, une véritable cachexie à laquelle les malades peuvent succomber.

Les divisions qu'on avait établies de la diphthérie autrefois, en avaient fait admettre plusieurs sortes. Ainsi on distinguait l'angine couenneuse commune (2), l'angine commune gangréneuse, le croup ou laryngite simple, le croup couenneux ou laryngite diphthéritique, etc. Est-il possible de nos jours de conserver une telle classification ? Si ces formes se retrouvent en clinique, forment-elles autant d'affections, ou n'est-il pas plus rationnel de dire que ce ne sont que des variétés d'une même

1. Ouv. cit., p. 335.
2. Cette dénomination a été attaquée avec raison par mon maître M. le prof. Péter, qui l'appelle « mauvaise. » En effet, ce terme ne signifie rien. Que veut dire commune ? qu'on l'observe fréquemment ? ou est-ce en raison de son peu de gravité qu'on l'a ainsi dénommée ? L'expression « couenneuse » est tout aussi impropre ; tant d'angines, étant couenneuses, viz : l'angine pultacée, l'angine scarlatineuse, etc. M. Peter propose de rayer ce terme ; je me range absolument à son avis.

maladie à des degrés divers ? où enfin doit-on comprendre sous ces différents titres la diphthérie ? Les travaux modernes ne laissent plus de doute à cet égard. Ainsi l'angine couenneuse commune a été rejetée par la majorité des auteurs. Certains la considèrent comme une angine pultacée, confondue à tort avec la diphthérie ; d'autres la regardent comme une forme atténuée de la diphthérie, forme sans gravité.

Il en est de même de l'angine ulcéro-membraneuse qui s'accompagne souvent de stomatite et qui est d'une nature toute différente de celle de la diphthérie. L'angine dite gangréneuse par les anciens, à cause de son odeur et de ses fausses membranes gris-noirâtre, baignant souvent dans un liquide ichoreux, observée avec plus de soin de nos jours, a été reconnue exister, quoiqu'elle soit assez rare; mais elle a été confondue souvent avec la diphthérie arrivée à un degré avancé, alors que les fausses membranes ne se détachent pas de la surface affectée ou que des cautérisations, des tentatives exercées sur celle-ci pour les arracher, ont causé une extravasation du sang qui produit cette couleur. Cette angine peut se montrer dans la diphthérie, dont elle n'est alors qu'une complication, mais dont la nature est différente de cette dernière.

Le croup dit *simple* et l'angine dite *couenneuse commune*, dit M. Peter (1), ne diffèrent du croup et de l'angine diphthériques que par le degré et non par la nature. Ces affections envisagées dans leur ensemble ne sont autre chose que les manifestations différentes d'une même affection : la « *diphthérite* » ou la « *diphthérie.* »

Ayant ainsi passé en revue toutes ces affections ou plutôt toutes ces dénominations, nous considérerons la diphthérie comme une maladie générale, de l'ordre des affections catarrhales, spécifique, contagieuse, une dans son essence, pouvant se mani-

---

1. *Quelques recherches sur la diphthérie.* Th. p. 52.

fester sous différentes formes, mais se traduisant toujours quelque organe qu'elle affecte par le phénomène « fausse membrane » plus ou moins organisée ; la diphthérie nasale, par exemple, qui n'est qu'un jetage, ne pouvant jamais être comparée comme degré d'organisation à la pseudo-membrane pharyngée ; mais il n'en est pas moins vrai qu'il n'existe là qu'une même lésion, sécrétion anomale de lymphe plastique par la muqueuse.

Formes

Les principaux auteurs, parmi lesquels nous citerons M. Roger et Peter (1) en ont décrit deux principales : 1° la forme *simple* de nature *bénigne* qui est tantôt *légère* et tantôt plus ou moins *grave*; 2° la forme *diphthérique toxique* de nature *maligne* et qui est quelquefois *hypertoxique*.

J'assignerai, dit M. Sanné, à la diphthérie, trois formes correspondant chacune à l'une des modalités précédentes : une forme *bénigne*, une forme *infectieuse*, enfin, une forme *maligne* (2).

Nous décrirons six formes distinctes de diphthérie, et les diviserons comme suit : 1° forme *bénigne*; 2° *forme de moyenne intensité* ; 3° forme *grave*, pouvant être *maligne* ; 4° forme *typhoïde*; 5° forme *urémique*; 6° enfin, la forme *fruste*.

Forme bénigne. — Elle est assez rare et s'observe à l'état sporadique. Le malade est pris à la suite d'un changement de température par exemple, de refroidissement, de malaise, céphalalgie, courbature accompagnée d'un léger mouvement de fièvre. Il est parfois à peine appréciable (3). En même temps le malade se plaint de la gorge ; mais n'éprouve pas le besoin de s'aliter. Il existe de l'anorexie; la déglutition n'est point ou à peine gênée. Les ganglions sous-maxillaires ne sont habi-

---

1. *Dict. Encycl. des Sc. Méd.*, Tome 5, Art. Angine diphthérique. p. 27.
2. Ouv. cit. p. 118.
3. Voir planche I.

tuellement pas engorgés ; cependant ils peuvent l'être à un certain degré chez les individus lymphatiques ou vraiment strumeux. A l'examen de la gorge on découvre sur l'une ou l'autre des amygdales une petite plaque blanchâtre qui reste ordinairement stationnaire pendant deux, trois ou quatre jours et disparaît spontanément après ce temps.

Dans la forme de *moyenne intensité*, les symptômes généraux du début sont tout aussi peu accusés : et ce n'est qu'à l'examen local qu'on découvre généralement une rougeur presque uniforme de la gorge ; la luette est longue, pendante, les amygdales légèrement hypertrophiées. La fausse membrane recouvre ici une surface plus étendue, quoique limitée généralement à l'une ou l'autre des amygdales. — Quelquefois la luette et les piliers sont le siége d'une légère exsudation ; ces organes ne sont pas pris simultanément. Le travail phlegmasique demande dans la plupart des cas, trois ou quatre jours pour arriver à présenter cette superficie. Il reste ainsi stationnaire pendant un temps égal et décroît dans un laps de temps à peu près analogue au précédent. — Pendant la période d'augment et d'état de cette forme, il y a de la fièvre, peu intense, il est vrai, le thermomètre marquant dans ces cas 38° et 38° 5 environ (voir la planche II). — Enfin tout rentre dans l'ordre au bout d'un septennaire ou d'un septennaire et demi, moment auquel commence la convalescence. La paralysie diphthérique peut se rencontrer un certain nombre de fois dans cette forme, sans pourtant être fréquente. — Sa durée n'est que de quelques jours. — On trouve également dans certains cas de l'albumine dans les urines. Celles-ci sont légèrement troublées par la chaleur et l'acide nitrique et redeviennent normales assez rapidement. — Cette forme, quoique présentant une certaine gravité, se rencontre habituellement chez les enfants de cinq à dix ans. C'est peut-être la cause de son innocuité apparente, les malades pouvant résister à la diphthérie.

Il n'en est pas de même de la troisième forme ou *grave*. Ici, dès le début, le malade présente un état qui inquiète vivement son entourage. Le frisson, symptôme souvent initial, est suivi presque aussitôt d'une fièvre vive, intense. Le thermomètre marque 39 et 40 degrés. Le malade est abattu, la face vultueuse, le cou énorme, les ganglions sous-maxillaires d'une grosseur qui attire généralement l'attention. La tête est brûlante et la peau chaude. Au bout de quelques heures et souvent même dès le début, le petit malade se plaint de la gorge et l'on découvre, en général, sur les amygdales, deux ou plusieurs plaques d'un centimètre d'étendue environ. La langue est blanche, les fausses membranes s'étendent avec une grande rapidité. Les fosses nasales sécrètent un liquide fétide, muco-purulent, les urines contiennent rapidement des flots d'albumine (Telle n'est pas la règle dans les autres formes, comme nous l'établirons au chapitre « albuminurie »). Les symptômes généraux sont très-marqués : prostration, petitesse et ralentissement du pouls, somnolence. Cet état dure environ 36 ou 48 heures et le malade succombe soit subitement, soit à la suite d'épistaxis rebelles qui contribuent à l'anémier et contre lesquelles le tamponnement lui-même est souvent impuissant. Telle n'est pas toujours la terminaison, car la convalescence peut s'établir, tous les phénomènes s'amendant.

Forme typhoïde. — Assez rare, cette forme ne s'observe que dans certaines épidémies et affecte une marche qu'on pourrait appeler chronique. Elle est insidieuse au plus haut degré et réclame une intervention énergique. Les malades et les parents surtout sont trompés sur le caractère de cette forme d'angine qui est pourtant peu différente des autres. Ainsi, au lieu de s'étendre rapidement, de recouvrir en quelques jours toute la gorge, les fausses membranes se montrent sur certains points et disparaissent subitement pour reparaître bientôt sur une surface jusque-là épargnée. C'est la marche par étapes. Lorsque le malade a un certain âge, 5 ou 6 ans, il y résiste quelque peu, mais abattu, déprimé, il est généralement enlevé après un laps de temps qui a donné l'espoir de le sauver. En effet, pendant huit, dix, douze jours quelquefois (1), il subit une lente agonie et meurt, non par l'extension des fausses membranes au larynx, mais bien par intoxication diphthérique.

Certains auteurs ont nié dans ce cas l'existence de la diphthérie et l'ont rattachée à diverses autres affections. MM. Rilliet et Barthez (2) ont réfuté ces assertions. « D'après quelques médecins, disent-ils, cette forme *typhoïde* appartiendrait exclusivement aux maladies générales dont l'angine n'est qu'un symptôme. Cette assertion est démentie par les faits. »

Et plus loin : « M. Bourgeois qui a décrit cette forme, la regarde comme le résultat d'un empoisonnement déterminé par l'ingestion dans l'estomac de sécrétions putréfiées de la muqueuse (2).

Nous ne pensons pas qu'il soit possible d'admettre cette interprétation des faits, car s'il en était ainsi le malade ne présenterait pas, dès le début de son affection, le symptôme « adynamie ». L'enfant ne paraît pas très-malade, les fausses membranes ne sont pas étendues ; pourtant la température ne s'abaisse pas à la normale. Au bout de deux ou trois jours la gorge semble se déterger, l'espoir renaît. C'est cette forme que M. Sanné (3) a appelée « *insidieuse* ». « Elle fait croire au début, dit-il, à une bénignité qui devient cruellement décevante ». Puis, au bout de quelques jours, nouvelle aggravation pour laisser une lueur d'espoir. Enfin, après deux ou trois de ces alternatives, l'enfant dont les forces ont de plus en plus diminué, s'éteint soit subitement, soit dans des convulsions. Ce qui frappe surtout dans cette forme, c'est l'adynamie, l'a-

---

1. J'ai vu une petite fille âgée de 5 1/2 ans, résister ainsi pendant dix-neuf jours.

2. Ouv. cit. p. 254.

3. Ouv. cit. p. 122.

battement des forces et un dégoût prononcé pour les aliments.

Il est une cinquième forme que j'ai appelée *urémique*. Peu étudiée parce qu'elle est fort rare, je ne l'ai pas trouvée décrite dans les auteurs français ; mais elle est parfaitement connue à l'étranger. Elle a même donné lieu à une discussion fort intéressante au sein de l'Académie de la Havane en 1863-1864. M. le Dr Mûnoz, membre de cette Académie, à la bienveillance duquel je dois ces renseignements, m'a assuré avoir été appelé en consultation pour un fait de cette nature, et je suis heureux de pouvoir dire ici que l'affection que ce savant médecin m'a décrite, concorde de *tous points* avec celle que j'ai observée. C'est à la fin de l'épidémie de 1877 et au commencement du dernier hiver que j'eus l'occasion de l'étudier à l'Hôpital des Enfants, dans le service de M. Archambault. Cette forme aussi grave que les deux précédentes doit être surveillée avec attention, car elle est des plus insidieuses. En effet au bout de quelques jours, les fausses membranes disparaissent, la gorge se déterge petit à petit et l'on se croit maître de la maladie. Pourtant le médecin sera frappé à ce moment de l'état de somnolence des malades. Le larynx est aussi bien indemne que la gorge, et lorsqu'on fait parler le malade on remarque que sa voix est parfaitement claire. Mais rien ne peut le retirer de l'état d'apathie, de torpeur dans lequel il semble se complaire. Un autre phénomène devra attirer l'attention à ce moment. Le diphthérique urine moins d'abord, très-peu ensuite (Nous reviendrons sur cette question à propos de l'oligurie diphthérique).

Lorsque l'on examine les urines on y trouve des flots d'albumine. Il s'y joint souvent une paralysie du sphincter vésical accompagnée d'incontinence d'urine (ces cas sont plus rares). Enfin, si l'on n'intervient pas rapidement et énergiquement, cet état va *s'aggravant pendant quelques jours, deux ou trois au plus* (1) et le malade meurt soit dans des attaques d'éclamp-

1. Je l'ai vu dans deux cas.

sie, soit dans un coma dont il ne sort que toutes les 15, 20 ou 25 secondes, et même toutes les demi-minutes pour faire une profonde inspiration. — L'anesthésie cutanée est absolue dès que commence la période d'intoxication urémique.

Enfin, il existe une *sixième* forme pour laquelle je proposerai la dénomination de « *fruste* ». Ici rien de caractéristique. L'ensemble des symptômes propres à la diphthérie fait défaut, au point que souvent le médecin est appelé pour toute autre chose et s'il ne réserve son diagnostic, est exposé à méconnaître la maladie. Ainsi, je me souviens d'un cas dont m'a parlé mon maître, M. le Professeur Peter (1).

C'était pour une vieille dame espagnole qu'il était demandé en consultation à Paris. Madame X... avait éprouvé de grands chagrins depuis deux ans et n'avait plus voulu voir le monde. Elle vivait absolument retirée dans son hôtel et ne sortait plus de sa chambre, lorsque, pendant une épidémie de diphthérie qui régnait dans la capitale, elle est subitement prise d'une douleur dans l'aîne. Très-pudique, elle préfère tout souffrir que de faire voir cette région à son médecin. Néanmoins, les douleurs augmentant sans cesse, elle se décide à laisser ouvrir un abcès. Aussitôt comme il arrive toujours, elle se sent très-soulagée. Son médecin continuait à la voir lorsque deux ou trois jours après, elle se plaint de la gorge. A l'examen on découvre des fausses membranes diphthériques et bientôt malgré une médication énergique l'abcès se recouvre de fausses membranes. Le larynx est presque en même temps envahi et la malade meurt au moment où les médecins réunis allaient lui pratiquer la trachéotomie.

Cette malade, comme je l'ai déjà dit, n'avait pas quitté un seul jour sa chambre et n'avait de communications qu'avec sa gouvernante, femme qui lui était toute dévouée et qui ne la quittait jamais.

1. Communication orale.

M. Laboulbène cite un cas de cette forme dans son ouvrage
sur les affections pseudo-membraneuses (1).

Causes

Les causes comprennent : 1° celles qui agissent extérieurement
sur l'organisme, l'impressionnent et le prédisposent, par des
temps d'épidémie, à l'absorption du miasme diphthérique ré-
pandu dans l'air et facilite le développement de la maladie dans
un terrain ainsi préparé. Au premier rang vient le *froid*. C'est
un fait généralement admis par les observateurs. La diphthérie
étant pour nous une affection catarrhale, il est naturel de la
voir sévir pendant la saison froide ; aussi commence-t-elle avec
l'automne sa courbe ascensionnelle qui va s'accentuant pendant
les mois les plus froids de l'année (décembre, janvier et février)
pour redescendre ensuite graduellement à la fin du printemps et
pendant l'été. Les *saisons humides* favorisent également l'explosion de la diphthérie. On a aussi remarqué que les hivers
pendant lesquels la température était inégale, c'est-à-dire avec
des jours très-froids, suivis d'une élévation subite de la colonne
mercurielle, la diphthérie sévissait épidémiquement. On a accusé
également les lieux bas. Il est vrai de dire qu'on s'est empressé
d'ajouter et *humides*. Une distinction est nécessaire ici. D'abord
tous les lieux bas ne sont pas humides et réciproquement. Il est
d'observation, au contraire, que les vallées, par exemple, qui
sont généralement enfoncées entre deux collines, sont rarement
visitées par la diphthérie, tandis que les habitants des versants
de montagnes ou même de la plaine qui n'est pas abritée et
reçoit directement les vents du nord et du nord-est y sont particulièrement exposés.

1. Laboulbène. *Recherches cliniques et anatomiques sur les affections
pseudo-membraneuses*, pages 326, 327. Paris, 1861.

Certes, il est incontestable que le froid soit une cause prédisposante, mais la diphthérie ne saurait exister que dans les pays
froids. Ainsi, elle a éclaté en Espagne, en Italie dans les siècles
derniers. Le Brésil qui est un pays chaud, n'en est pas exempt
et elle règne épidémiquement à la Havane. A l'heure où j'écris
ces lignes, on me signale une épidémie meurtrière à l'Ile
Maurice (1). Ainsi, dans une seule famille, un avocat distingué
du pays a perdu ses trois enfants dans l'espace d'un mois. Une
jeune fille de 22 ans a également succombé ; un médecin, le
Dr C., a vu mourir deux de ses enfants. Et que de cas encore
qui ne sont pas arrivés à ma connaissance !

Comme cause cosmique, dans les pays chauds, j'attribuerai
une certaine influence à la poussière qui, dans ces contrées,
poussée par les vents, s'élève par nuages. Celle-ci forcément
absorbée, irrite les voies respiratoires et prédispose, sous l'influence du génie épidémique, à l'infection diphthérique. N'en
est-il pas de même de ceux, par exemple, qui ont une angine
granuleuse ? Ceux qui entrent dans cette catégorie y sont naturellement exposés et seront, pour ainsi dire, choisis de préférence par la maladie. Cela me met en mémoire un fait dont j'ai
été frappé : Je causais, il y a quelque temps, avec un médecin
très-distingué des hôpitaux et la conversation roulait sur la
contagion de la diphthérie. L'interne apprenant qu'il régnait
une épidémie dans les salles et que plusieurs élèves avaient été
atteints avant qu'il ne prît le service, demandait à son chef si,
ayant une prédisposition aux angines, il n'était pas plus exposé
que tout autre à contracter la diphthérie. Le chef lui répondit
qu'il le croyait. Quelques jours après cette conversation, je
rencontrai l'interne qui m'apprit qu'il avait eu une plaque
diphthérique dans la gorge. Il n'était plus à ce moment attaché
au service où il avait contracté la diphthérie.

1. Il ne sera pas inutile au lecteur de savoir que l'été y a été cette
année très-chaud et extrêmement humide en même temps.

J'ai relaté tout au long ce fait pensant qu'il pouvait être utile à ceux qui douteraient de la possibilité pour ces personnes, les mêmes conditions étant données, de prendre plus facilement la diphthérie.

Quelques faits qui nous sont personnels, écrivent MM. Roger et Peter (1), nous autorisent à dire que les individus fréquemment affectés d'angine simple ou d'amygdalite avec hypertrophie des amygdales, sont prédisposés à l'angine diphthérique : cette répétition des inflammations entretenant dans la région gutturale une hyperémie habituelle qui peut, sous l'influence épidémique ou contagieuse, se transformer en phlegmasie spécifique, c'est-à-dire en angine diphthérique.

Nous sommes heureux de pouvoir apporter ici une observation personnelle qui corrobore parfaitement l'opinion des éminents maîtres que nous venons de citer.

Mlle X..., 14 ans et demi, réglée depuis 6 mois, d'un tempérament lymphatico-nerveux, est atteinte depuis trois ans d'une hypertrophie des amygdales pour laquelle elle a suivi plusieurs médications qui ont toutes échoué.

A différentes reprises, durant le cours de ces trois années, elle a été prise d'angine simple, d'amygdalite. Elle en est arrivée à ce point que les amygdales et la luette hypertrophiées se touchent sur la ligne médiane et gênent l'entrée de l'air, d'où une difficulté manifeste de la respiration ; aussi la malade réclamait-elle l'ablation des amygdales, lorsqu'elle est atteinte d'une angine diphthérique grave, suivie bientôt d'une paralysie du voile du palais qui dura trois semaines. C'est dans ces conditions que je fus appelé à la traiter.

Reprenons les *causes* de la diphthérie. Si nous avons combattu l'idée que les pays froids fussent seuls visités par la diphthérie, c'est que cette proposition ne soutient pas la discussion,

1. *Dict. Encyclop. des Sc. Méd.* Art. *Ang. Diphthérique.* Tome V, p. 18.

lorsque l'on veut bien jeter un regard sur les pays chauds et humides en même temps, tels qu'on les rencontre sous les tropiques. Là, l'influence de l'humidité est incontestable. Cette cause est, selon nous, une des plus puissantes, pour favoriser le développement de la diphthérie.

Donc, d'une part, les pays froids offrent de nombreux cas de diphthérie, surtout pendant l'hiver et aussi pendant les étés pluvieux (1) ; d'autre part, on rencontre dans les pays chauds, des épidémies tout aussi meurtrières. Les *causes* dans ce cas, sont de deux ordres : 1° la diphthérie qu'on observe dans les climats chauds éclate, soit au milieu des fortes chaleurs, alors que par des étés pluvieux, le sol fertile de ces contrées lointaines est sans cesse arrosé par des pluies torrentielles dont on n'a pas idée en Europe, ou du moins en France. Dans ces conditions, l'humidité étant constante, on a observé que la diphthérie, aussi bien endémique sous ces climats qu'à Paris, on a observé, dis-je, que la diphthérie régnait à l'état épidémique.

Cette coïncidence des pluies avec l'explosion de la diphthérie, ne pourrait-elle donner, dans une certaine mesure, raison aux auteurs qui, pendant ces dernières années surtout, ont comparé la diphthérie à une sorte de fièvre paludéenne ? Ne serait-ce pas là le cas de penser à la décomposition des substances albuminoïdes de nature végétale, qui s'élevant dans l'air, produiraient l'infection du milieu ambiant, lequel à son tour transmettrait par la voie pulmonaire, cette septicémie à l'organisme ? Quoi qu'il en soit, cette remarque est le fait de l'observation.

2° Parmi les causes de second ordre nous citerons la « *misère* ». Ainsi s'expriment à ce sujet MM. Roger et Peter, dans leur article « *Angine diphthérique, du Dict. encyclop. des sciences médic.*, p. 18 » : La misère est une cause prédisposante de la diphthérie ; cela n'est pas douteux pour la popu-

1. Ern. Besnier. *Rapp. sur les malad. régnantes*, 1877.

lation de nos asiles nosocomiaux ». Pour la diphthérie, comme pour toutes les autres épidémies, dit M. Ernest Besnier dans son *Rapport sur les maladies régnantes*, lu à la Société médicale des Hôpitaux, le 25 janvier 1878, la *misère* apparaît au premier rang des conditions qui en favorisent le développement et qui en aggravent les manifestations ; pour la diphthérie, comme pour toutes les autres épidémies, l'amélioration des conditions hygiéniques et sociales doit prendre place au premier rang des véritables philanthropes. »

Citerons-nous le *sexe* ? Il y aurait, d'après les statistiques faites jusqu'à ces derniers temps, une très-légère différence en faveur des garçons ; mais comme M. Peter a prouvé que les naissances des garçons dépassaient de 1/16 celles des filles, nous n'attacherons aucune importance au sexe. Ce qu'il y a de certain, c'est qu'aucun n'en est à l'abri, s'il se trouve dans un milieu où règne la diphthérie.

Il n'en est pas de même de *l'âge*, qui est une cause de contagion pour les enfants. Ceux-ci jouant entre eux, ayant des rapports continuels en classe, à la promenade, aux jeux, se transmettent très-facilement la diphthérie que nous avons dit précédemment être contagieuse.

Il est une autre cause tout aussi puissante, c'est l'*agglomération* dans un espace étroit et mal aéré d'une grande quantité d'enfants. MM. Barthez et Rilliet citent à cette occasion l'épidémie par eux observée à la maison de la Légion d'Honneur, à Saint-Denis, en 1827 et 1828.

J'ai moi-même été témoin du fait suivant : deux salles recevaient des enfants, l'une vaste, largement aérée et laissant entre les lits un espace de plus d'un mètre et quelques centimètres ; l'autre d'égale grandeur, un peu plus longue peut-être, mais contenant un plus grand nombre d'enfants, si bien qu'il y avait à peine entre les lits la place nécessaire à un homme pour se tenir debout.

Une épidémie de diphthérie se déclare à peu près à la même époque dans les deux salles. Dans la première, où les règles de l'hygiène avaient été mieux comprises, l'épidémie ne fit que passer, tandis que la seconde salle fut un véritable foyer d'infection où toutes les diphthéries revêtirent les formes les plus graves.

Enfin, comme dernière cause, nous citerons la *contagion* et *l'infection*, entendant par infection, la diphthérie qui naît spontanément sans cause connue, appréciable, et par contagion, celle, enfin, que nous verrons apparaître à la suite de rapports avec des personnes venant d'un lieu infecté. En voici un exemple : Madame X... ayant appris qu'un de ses petits neveux qui habitait à une quarantaine de kilomètres de sa localité, était atteint d'une angine diphthérique, voulut, malgré les conseils de son médecin et de son entourage, voir ce petit malade.

Elle se rendit près de lui et soigna cet enfant sans le quitter un seul instant jusqu'à ce qu'il fût rétabli. Cette dame avait un fils unique qui fut atteint du croup, quelques jours après le retour de sa mère chez elle (1). Malgré tous les soins qui lui furent prodigués nuit et jour avec le dévouement dont seule est capable la sollicitude maternelle, cet enfant succomba, emportant avec lui le remords de sa mère qui l'avait ainsi exposé à la contagion.

Nous ne pouvons terminer ce chapitre, sans consacrer quelques lignes à la diphthérie secondaire, tout ce qui a été dit précédemment supposant un individu atteint dans l'état de santé.

Diphthérie secondaire

Sous ce titre est comprise une affection de tous points semblable à la précédente ; mais qui en diffère par l'époque de son apparition et par sa tendance à se généraliser, dans certains cas et à revêtir, dans d'autres, des formes malignes. De là

1. L'enfant n'avait pas suivi sa mère.

sa gravité. En effet, tandis que la diphthérie primitive envahit un organisme dans la plénitude de ses forces, la diphthérie secondaire frappe les malades habituellement à la fin d'une maladie (fièvres éruptives dans la plupart des cas, dothiénentérie, cachexies, telles que phthisie et autres) au moment enfin où le patient ayant supporté courageusement une maladie longue, anémiante, a besoin du peu de forces qui lui restent pour entrer en convalescence et recouvrer la santé. De la différence de terrain sur lequel viendra s'implanter cette affection, découlera forcément un pronostic différent. Aussi, dès le début, dans les cas de diphthérie secondaire, la symptomatologie s'éloignera-t-elle de celle qu'on observe communément. Ici, un malade déprimé, abattu, faible, anémié, qui aura tout aussi bien à lutter contre une affection d'autant plus terrible que l'organisme pourra moins lui résister. Dans la diphthérie primitive, au contraire, deux facteurs égaux, au moins pour un certain temps, la diphthérie d'une part et les forces du malade de l'autre.

Ainsi donc, par diphthérie secondaire, nous comprenons une affection se montrant à la suite ou dans le cours d'une maladie quelconque (fièvres généralement), et par cela même qu'elle attaque un organisme déjà affaibli par une maladie antérieure, présente un pronostic grave.

Comme nous l'avons déjà dit, cette diphthérie se montre dans le plus grand nombre des cas à la suite des fièvres et spécialement des fièvres éruptives ; mais de toutes, l'angine diphthérique compliquant une variole est celle qu'on doit le plus redouter. Viennent ensuite la rougeole et la scarlatine. Le pronostic est encore bien plus sérieux dans la dothiénentérie et la tuberculose. M. Sanné (1), sur huit cas d'angine diphthérique survenue dans le cours de la fièvre typhoïde, rapporte huit décès, et dix-neuf sur dix-neuf cas de tuberculose.

1. Ouvr. cit. p. 179.

CHAPITRE II

L'étude de la température dans les maladies est un point de
conquête tout moderne. Après avoir été appliqué aux maladies
aiguës, telles que la pneumonie, par exemple, où elle rend de
si grands services, l'usage s'en est généralisé, et il est à peine
aujourd'hui une maladie, une affection où le thermomètre dont
l'apparition en médecine remonte à une quinzaine d'années environ, où le thermomètre, dis-je, n'ait sa place marquée dans
les investigations qu'on se propose. De quelque organe qu'il
s'agisse, pourvu qu'il soit accessible à cet admirable instrument,
le thermomètre en révèlera les souffrances ou dissipera les in-
quiétudes qu'on entretenait sur son compte.

Quoique la diphthérie ait été étudiée à ce point de vue, les
observations des auteurs ne semblent pas toutes concorder, de
manière à ne point laisser de doute dans l'esprit.

Soit que les uns aient été favorisés par une série de cas bénins
tandis que d'autres n'ont observé que des diphthéries graves,
soit enfin, que le champ d'observations n'ait pas été le même,
toujours est-il que les résultats diffèrent selon les observateurs.

C'est ainsi que pour les uns, il n'y a pas de fièvre dans la
diphthérie ; d'autres lui accordent, au contraire, un mouvement

fébrile léger, transitoire, tandis que pour ceux-là enfin, la fièvre est un phénomène constant. Des observateurs éminents (1) l'ont notée. Nous nous rallions complétement à l'opinion de ces maîtres et afin de s'en convaincre, il suffira de vouloir bien jeter un instant les yeux sur les tableaux suivants et d'examiner les planches I, II, III, IV et V qui en apprendront bien plus que de longues explications. Néanmoins nous croyons devoir en fournir.

La diphthérie, nous l'avons dit précédemment, est une affection catarrhale ; elle débute donc comme le font ces affections, c'est-à-dire par de la fièvre et de la toux généralement. Mais de même que dans les autres maladies, l'on suit l'état de la température et qu'elle varie selon la gravité du cas qu'on observe, de même ici faudra-t-il tenir compte de la *forme* de la diphthérie. Que l'on se trouve en présence d'une angine légère ou grave et le thermomètre ne donnera point les mêmes résultats. Pour l'angine maligne comparée avec les formes précédentes l'instrument accusera encore une différence.

Ainsi donc, on devra se préoccuper de la forme que revêt l'angine et prendre chaque jour régulièrement la température des malades atteints de diphthérie : tel est le but que doit poursuivre l'observateur désireux d'obtenir un résultat précis. C'est en agissant ainsi que nous sommes arrivé à pouvoir formuler les conclusions suivantes :

1° La fièvre est un phénomène constant de la diphthérie observée à ses débuts.

2° Elle est légère, variant entre 37°5 et 38°5, allant même jusqu'à 39° lorsque la diphthérie affecte une des deux premières formes citées dans le chapitre I (légère et moyenne intensité). Dans ces cas, la fièvre tend constamment à diminuer d'inten-

1. MM. Roger et Peter.

sité et le thermomètre après être monté d'un degré et quelques dixièmes décrit une courbe descendante quotidienne de quelques dixièmes de degré.

3° Lorsque, aux débuts d'une angine, la fièvre est vive, que le thermomètre marque 40° avec une rémission presque nulle le matin, et que ces chiffres se maintiennent, on doit craindre une forme *maligne*. De cette élévation de la température découlera un pronostic grave.

4° Lorsque le thermomètre annonce chaque jour une rémission dans la température, on pourra, presque assurément, porter un pronostic bénin.

5° Si, dans le cours d'une angine diphthérique à forme légère ou de moyenne intensité, le thermomètre après avoir décrit une échelle descendante, monte subitement d'un degré ou d'un degré et demi le soir, on doit craindre une complication broncho-pulmonaire ou autre. La forme urémique s'annonce ainsi quelquefois.

Je me rappelle à ce sujet un enfant âgé de cinq ans, qui avait été atteint d'une forme grave de diphthérie. Ce petit malade, après quelques jours allait bien ; les fausses membranes avaient disparu de la gorge ; il avait eu de l'albumine d'une manière intermittente dans les urines : enfin, depuis quatre jours, celles-ci n'en présentaient plus traces, lorsqu'un matin, le thermomètre placé dans l'aisselle marque 40°. En même temps, symptômes de paralysie du voile du palais, nasillement, rejet des liquides par les fosses nasales, et l'enfant paraît endormi. Le lendemain, température toujours très-élevée ; la somnolence encore plus accusée, diminution dans la quantité de l'urine excrétée. Enfin la mort survient deux jours après. L'état de la température dans ce cas, avait permis de porter un pronostic fatal, qui se réalisa bientôt. Il en est de même dans le plus grand nombre des cas, lorsque l'on veut bien prêter à cette étude l'attention nécessaire.

Angine diphthérique bénigne.

Mars 1878   4   5   6   7   8   9   10   11

R. P. T.

60   120   38°

50   100   37°

40   80   36°

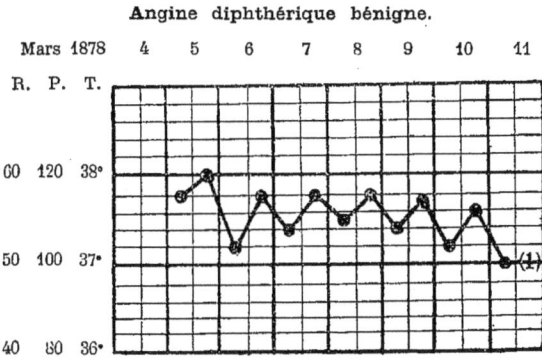

Fig. I. — Berthe G..., âgée de 12 ans.

(1) Guérison.

Angine diphthérique de moyenne intensité.

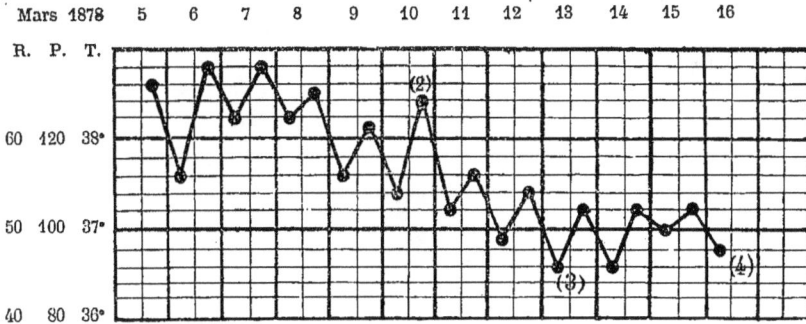

Mars 1878   5   6   7   8   9   10   11   12   13   14   15   16

R. P. T.

60   120   38°

50   100   37°

40   80   36°

Fig. II. — Louise M... (1).

Angine diphthérique de moyenne intensité. Albuminurie. Guérison.

(1) Agée de 7 ans. — (2) Albumine (traces). — (3) Urines normales. — (4) Guérison.

Angine diphthérique grave.

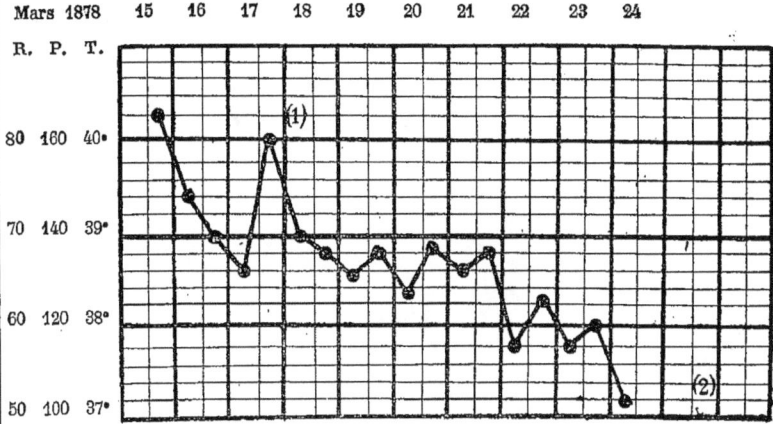

Fig. III. — Edmond S..., âgé de 8 ans.

(1) Traces d'albumine. — (2) Guérison.

Angine diphthérique de moyenne intensité.

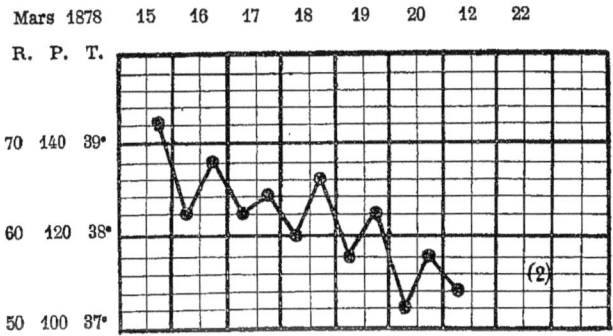

Fig. IV. — Léon D..., âgé de 3 ans.

Angine diphthérique (2ᵉ forme).

(1) Pas d'albumine. — (2) Guérison.

Angine diphthérique grave.

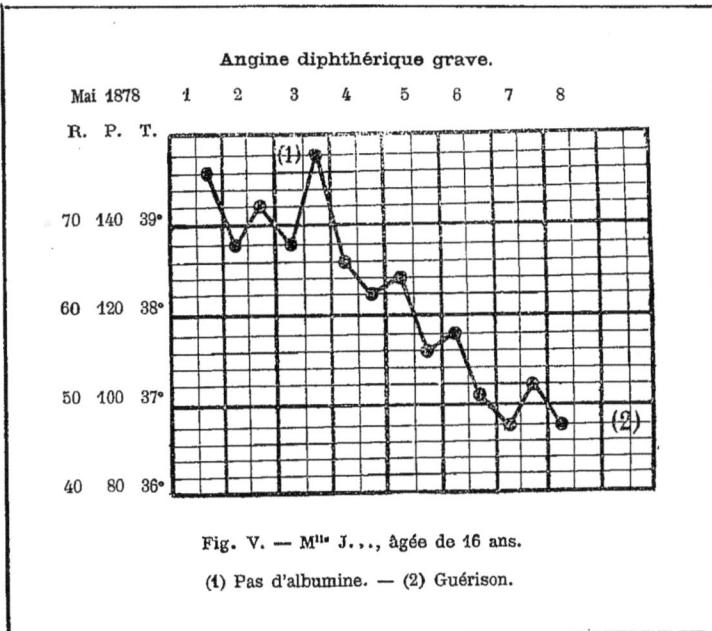

Fig. V. — Mlle J..., âgée de 16 ans.

(1) Pas d'albumine. — (2) Guérison.

Angine diphthérique grave.

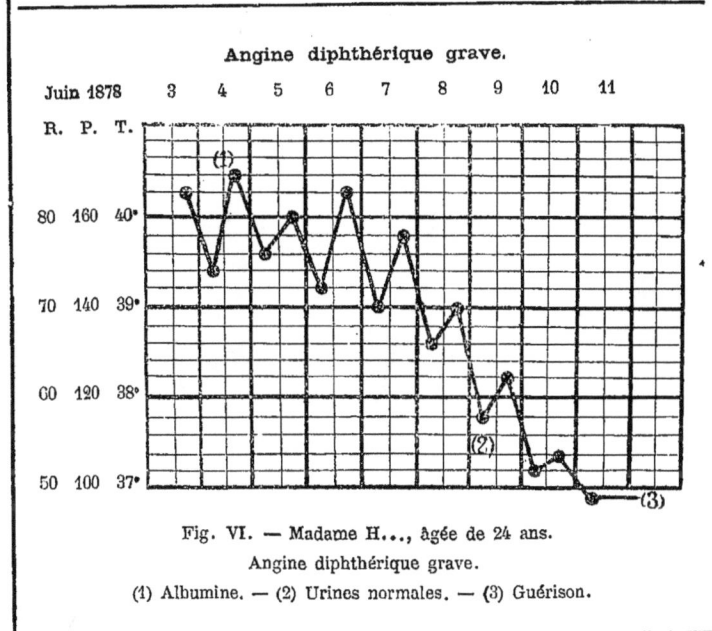

Fig. VI. — Madame H..., âgée de 24 ans.

Angine diphthérique grave.

(1) Albumine. — (2) Urines normales. — (3) Guérison.

Bronchite diphthérique d'emblée

accompagnée de **croup ascendant** *dans la convalescence d'une fièvre typhoïde.*

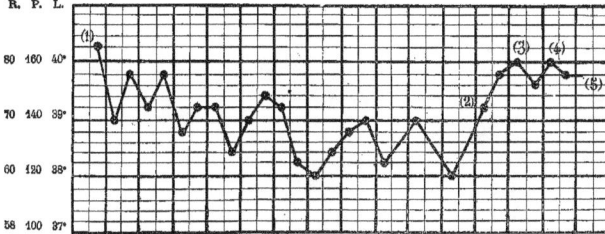

Fig. VII. — Prudhon, âgé de 12 ans. — (Sainte-Geneviève. M. Archambault, n° 7).

(1) Fièvre typhoïde. — (2) Bronchite. — (3) Croup. — (4) Expectoration d'une fausse membrane tubulée ayant la longueur de la trachée et remplissant un seul arbre bronchique ramifié. — (5) Mort à 6 heures du matin.

NOTA. — Les recherches de l'albumine dans les urines, faites jusqu'à la veille de la mort, sont restées vaines.

Croup opéré.

1879 Février   27   28 mars 1   2   3   4   5   6   7   8   9

R. P. T.

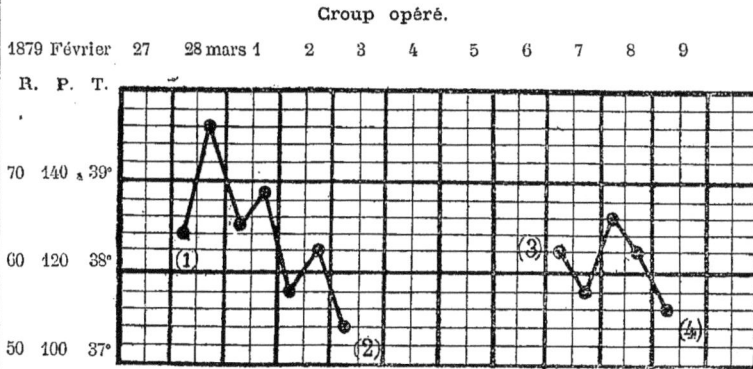

Fig. VIII. — Bertaux Laure, âgée de 5 ans 1/2. — Salle Sainte-Geneviève, service de M. Archambault.

(1) Trachéotomie le 27 à 6 heures soir. — (2) On retire la canule. — (3) Bronchite. — (4) Guérison.

Angine diphthérique.

Février 1879   27   28 mars 1   2

. P. D.

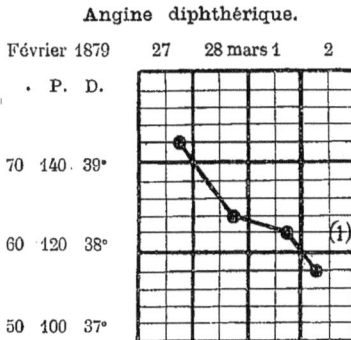

Fig. IX. — Service de M. Archambault. Salle Saint-Louis, n° 2.

Denègre, âgé de 5 ans 1/2.

(1) Guérison le 6 mars. — (2) Angine contractée dans le service. Cet enfant était entré pour une paralysie infantile.

Puisse le fait que j'ai rapporté plus haut faire moins négliger dans la diphthérie l'étude de la température, appelée à éclairer le praticien à un point de vue qui n'est pas le moindre pour les familles et pour sa propre responsabilité ; je veux dire le pronostic. De là peut naître une thérapeutique plus énergique qui dans certains cas mènera à la guérison, et si ce n'est à cette dernière, conduira au moins à une prophylaxie qui peut-être eût été négligée devant l'apparence d'une angine bénigne, et qui sera féconde pour la famille et l'entourage du malade en heureux résultats !

Le *pouls* est habituellement fréquent dans la diphthérie. Certains auteurs l'admettent ainsi dans la diphthérie à marche franche (1). Il n'est pas nécessaire, selon nous, de faire cette restriction, le pouls variant peu dans la diphthérie, c'est-à-dire qu'il est, comme il a été dit plus haut, généralement fréquent. — Aussi son étude ne pourra-t-elle être d'une grande utilité. En effet, il s'élève souvent entre 140 et 160 pulsations aux débuts de la diphthérie, pour rester à ce maximum un temps indéterminé, souvent diminuant de fréquence avant l'abaissement de la température en précédant ainsi la chute et la suivant dans d'autres cas, seulement après quelques jours.

Il devient quelquefois très-faible et d'une lenteur extrême ; il tombe même à 60, 50 pulsations à la minute et est petit, filiforme, fuyant sous le doigt, lorsque l'on a affaire à une des formes insidieuses de la diphthérie et lorsque domine l'élément toxique. Dans tout autre cas, il suit les phases de la complication qui s'est montrée. Enfin il ressort de l'observation qu'il n'y a pas vraiment de parallélisme entre les variations du pouls et celles de la température, et qu'il paraît être toujours un peu plus fréquent que la température n'est élevée.

1. Sanné, ouvr. cit. p. 120.

CHAPITRE III

DE L'ALBUMINURIE, ÉTAT ET COULEUR DES URINES
DES DIPHTHÉRIQUES, EN PRÉSENCE DES RÉACTIFS CLASSIQUES.
DE L'OLIGURIE ET DE L'ANURIE DIPHTHÉRIQUES.

Depuis l'époque où Wade (1) le premier en 1857, signala la présence de l'albumine dans l'urine des diphthériques, de nombreux travaux sur la question ont vu le jour, les uns, en faisant connaître les causes, d'autres cherchant à déduire des conséquences de ce nouveau symptôme. Mais avant d'envisager la signification clinique et par conséquent pronostique de l'albuminurie, qui nous occupera particulièrement ici, disons quelques mots des urines des diphthériques ; nous y rechercherons ensuite l'albumine.

La couleur de celles-ci ne peut guère être définie d'une manière absolue ; mais le plus généralement elles sont claires, limpides, tandis qu'elles présentent dans d'autres cas une coloration foncée, quelque peu brunâtre. Lorsqu'on les laisse reposer, il s'y forme un nuage blanchâtre, qui n'est souvent que du mucus. Celui-ci gagne le fond du vase et pourrait être, à première vue, pris pour un précipité d'albumine. Il sera facile de lever les doutes à cet égard, en faisant chauffer l'urine. Si elle contient du mucus, celui-ci se dissoudra tandis que l'influence de la chaleur serait nulle sur l'albumine. D'autres fois ce sont des

1. *The Midland quaterly Journal of medical sciences*, 1857.

urates qui se précipitent ainsi. Le procédé est le même pour les décéler.

Mise en présence de la chaleur et de l'acide nitrique, l'urine qui contient de l'albumine se troublera et l'on verra se former tantôt un précipité abondant, par petits flocons, tandis qu'ailleurs n'apparaîtra qu'un léger nuage. Afin d'éviter les causes d'erreur, auxquelles pourrait donner lieu le simple procédé de la chaleur, l'urine pouvait être alcaline ou neutre, comme nous l'avons vue plus d'une fois, il est indispensable de combiner les deux moyens de la chaleur et de l'acide nitrique. Je ne parlerai pas de ces malades traités par les balsamiques qui en éliminent par les urines. Il suffira de s'informer du traitement mis en usage.

La famille éclaire ordinairement le médecin dans ces cas ; mais afin de ne conserver aucun doute sur la valeur de l'expérience à laquelle on se livre, il conviendra d'ajouter dans l'urine une petite quantité d'alcool qui dissoudra les substances résineuses, si celle-ci en contenait.

J'ai dit que l'urine mise en présence de la chaleur et de l'acide nitrique (procédé combiné) révélait la présence de l'albumine s'il s'en trouvait ; mais de plus, l'urine qui dans certains cas était pâle et dans d'autres foncée, change souvent de coloration à mesure que se forme le précipité. Elle devient d'abord légèrement rosée ; puis, de cette teinte passe au gris rosé ; et enfin prend une admirable teinte mauve. Je crois avoir le premier signalé cette coloration que j'ai rencontrée dans maints cas de diphthérie. Quelle en est la valeur et que signifie-t-elle ?

On peut se demander si cette coloration, mauve, comme je l'ai dit plus haut, pour la désigner d'une couleur facile à apprécier, ne serait pas une décomposition des urates contenus dans l'urine et si l'acide urique mis en présence de l'acide nitrique ne se transformerait pas en « alloxane » et en « alloxantine ». On sait en effet que ce sont des produits d'oxydation de

4

l'acide urique sur l'acide azotique, l'alloxantine se formant en même temps que l'alloxane, par l'action de l'acide azotique faible sur l'acide urique; ou même, si par suite des décompositions qui s'opèrent, on n'a pas d'abord de l'alloxane, puis de l'alloxantine et que celle-ci en présence de l'ammoniaque de l'urine, ne forme ainsi la *murexide* ou *purpurate d'ammoniaque*, ce dernier nom donné par Prout, ayant remplacé celui de murexide sous lequel Scheele l'avait d'abord désigné.

Cette série de transformations, alloxane, alloxantine, murexide, expliqueraient selon nous, ces variations de couleurs que subissent les urines en présence de l'acide nitrique, offrant d'abord une teinte légèrement rosée, puis rose jaunâtre et en dernier lieu une coloration plus foncée.

Ainsi, en présence de l'acide nitrique faible, nous aurions de l'alloxantine ; si l'acide est concentré, la réaction serait de l'alloxane ; et, enfin, les urines étant fortement ammoniacales, du purpurate d'ammoniaque.

« L'alloxane, dit M. Schutzemberger (1), ne se trouve dans aucune partie de l'économie animale, et ce n'est que comme un des termes les plus importants de la décomposition de l'acide urique qu'il a mérité de fixer l'attention du médecin ». Je suis heureux de retrouver, à propos des idées que j'ai émises plus haut, un passage dans l'ouvrage de M. Lécorché (2) qui corrobore parfaitement mon opinion. J'ai dit précédemment, que dans certains cas de diphthérie grave surtout, j'avais rencontré des urines alcalines et dans un autre paragraphe que souvent les urates prédominent dans l'urine.

Ainsi s'exprime l'auteur du *Traité des maladies des reins* (2). « Ils (les urates) donnent lieu à des sédiments jaunes, roses, parfois brunâtres. Ils sont plus stables que l'acide

1. *Dict. Encycl. des Sc. Méd.* Tome III, p. 346.
2. *Traité des maladies des reins*, p. 489.

urique. Aussi voit-on les sédiments qu'ils forment se dissiper par la chaleur. Ceux qu'on rencontre le plus souvent sont les urates de soude (Roberts), de chaux, plus rarement ceux de magnésie et de potasse. Ils se présentent ordinairement sous la forme de poudre amorphe, ainsi qu'on peut le reconnaître au microscope ; lorsque sous la lamelle on vient à les traiter par un acide faible, on en chasse l'acide urique qui cristallise sous les formes qui lui sont propres. Comme l'acide urique, traité par l'acide nitrique et de l'ammoniaque, ils donnent de la murexide.

Quelles sont les conditions qui paraissent présider à ces dépôts d'urates ? Nous retrouvons ici les mêmes que dans la lithiase urique, d'abord la concentration de l'urine ; l'abaissement de température que présente l'urine une fois sortie du corps . et enfin l'acidité de ce liquide (1).

Plus loin, l'auteur ajoute : « ces dépôts d'urates n'ont dans la lithiase urique qu'une importance secondaire, attendu qu'ils peuvent se montrer sous les influences les plus diverses (fièvres, affections cutanées, digestives) ayant pour résultat de diminuer la partie aqueuse de l'urine. »

Ainsi donc, la fièvre, les troubles du système nerveux qui sont si fréquents dans la diphthérie, justifieraient la présence dans les urines, de ces dépôts d'urates qui, en présence de l'acide nitrique, subiraient des modifications et fourniraient cette série de teintes rosées, jaunâtres et plus foncées, qui ne seraient que de l'alloxane, de l'alloxantine et du purpurate d'ammoniaque ou murexide.

Comme causes de ces dépôts d'urates, les malades ne faisant point, dans la diphthérie, un usage excessif de substances azotées, on ne peut invoquer que le repos forcé au lit et peut-être, dans quelques cas, l'usage assez recommandé, dans cette affection, de certaines substances qui, comme l'alcool, le thé et

1. *Ouvr. cit.* p. 491.

le café, ont, d'après M. Donné, une fâcheuse influence sur la production de la lithiase urique.

Ainsi donc, on peut admettre de même dans la diphthérie, pensons-nous, une diathèse urique (1) passagère, laquelle serait sans conséquence et cesserait avec les divers accidents qui l'auraient causée, c'est-à-dire les troubles du système nerveux, la fièvre, le repos au lit, et souvent le traitement (acides) et les divers toniques ou aliments d'épargne, café, alcool, thé, etc.

Si revenant maintenant à l'albuminurie, nous en recherchons les causes, plusieurs théories se trouvent en présence. MM. Bouchut et Empis, Germe, Hervieux, dit M. Sanné, la font résulter de l'asphyxie croupale (2). Pour d'autres auteurs, parmi lesquels M. Lécorché, la cause se trouverait dans le rein qui serait tantôt seulement congestionné, tantôt présenterait une néphrite parenchymateuse et laisserait l'albumine transsuder à travers les tubuli du rein privés de leur épithélium.

M. Gubler, dans un article du *Diction. Encycl. des Sciences médicales*, s'exprime ainsi : « En définitive, la superalbuminose sanguine, absolue ou relative, appelle la modification inflammatoire des reins et détermine, par l'intermédiaire de ce changement organique, le passage de l'albumine dans la sécrétion urinaire.

La prédisposition du rein à ressentir plus vivement les impulsions irritantes, la structure particulière, la pression sanguine, la quantité d'albumine en circulation et les qualités spéciales de cette substance protéique, sont des conditions qui, selon leur valeur, fournissent plus ou moins la production des phénomènes et en font varier les résultats. »

« L'excès d'albumine dans le sang, dit M. Sanné (3) repoussant cette théorie, ne suffit pas à déterminer l'albuminurie ; la

1. Voir plus loin les tableaux démontrant les troubles qui surviennent, au cours de la diphthérie, dans la formation de l'urée.
2. *Ouvr. cit.* page 133.
3. P. 134.

matière protéique resterait enfermée dans les voies circulatoires, si le rein ne se plaçait dans les conditions organiques voulues. » Et plus loin : « De plus, l'expérimentation a prouvé que l'excès d'albumine dans le sang ne suffit pas à déterminer l'albuminurie. Rejetant donc cette théorie, le même auteur se rattache à l'hypothèse de la lésion rénale. Comme dans les fièvres, dit-il, les congestions viscérales sont communes dans la diphthérie. De plus, dans le cas où l'albuminurie a été constatée pendant la vie, l'autopsie fait découvrir, le plus souvent, du côté des reins, des altérations anatomiques qui varient depuis la simple hypérémie jusqu'à la néphrite parenchymateuse la mieux caractérisée. »

Cette dernière théorie est actuellement celle qui tend à réunir la majorité des auteurs, car diagnostiquée pendant la vie, c'est celle qui est le plus souvent confirmée par l'anatomo-pathologie. En effet, il est fréquent de rencontrer des lésions rénales dans la diphthérie. Mais peut-on affirmer qu'il n'y ait que des néphrites parenchymateuses dans cette affection ? Un cas que j'ai eu l'occasion d'observer chez M. Archambault m'oblige à poser cette question, les matériaux recueillis par moi ne pouvant encore l'élucider.

Voici l'observation en quelques mots : X..., âgé de 7 ans, atteint d'une angine diphthérique grave ; la guérison s'est établie au bout de deux semaines lorsqu'un matin l'enfant présenta des phénomènes de paralysie qui débutèrent par le voile du palais et bientôt se généralisèrent aux membres supérieurs et inférieurs ; la paralysie respecta pourtant les muscles de l'œil et de la face ; anesthésie des avants-bras, des muscles thoraciques, etc. — — L'urine contenait de l'albumine en quantité assez notable, puis graduellement celle-ci avait disparu. En même temps, la quantité excrétée dans les vingt-quatre heures augmenta et le malade offrit à l'auscultation du cœur un de ces bruits de galop type, tels que les a décrits M. le professeur Potain.., c'est-à-dire avec un redoublement marqué du second bruit, qui, pour le savant professeur, est pathognomonique d'une néphrite interstitielle. — Je ne fais, je le répète, que poser la question, désireux d'appeler l'attention sur ce point important.

L'albumine se rencontre fréquemment dans les urines des diphthériques. C'est un fait acquis à la science aujourd'hui. Mais que conclure de cet élément du sang dans l'urine ? Sa présence constatée au moyen des procédés classiques, le rôle du médecin est-il terminé ? Doit-il se borner à en décéler la présence, laissant à la nature le soin de faire le reste pour tâcher de réparer les lésions rénales et ramener l'urine à l'état normal, en présentant à celle-ci un filtre capable de s'opposer au passage de l'albumine dans l'urine ? Ces questions recevront leur solution au cours de l'ouvrage et surtout au chapitre pronostic et traitement.

Quoique toutes cliniques, comme on le voit, elles sont complexes, et bien qu'elles se présentent chaque jour en pratique, ces questions sont traitées différemment et n'ont point été jusqu'ici l'objet de l'attention qu'elles méritent. Et d'abord, comment se montre l'albuminurie? Elle peut se présenter de trois manières différentes :

1° Elle peut apparaître après le troisième ou le quatrième jour, c'est-à-dire pendant la période aiguë de l'angine, et constitue pour les partisans de l'origine locale, les signes de l'infection secondaire de la septicémie diphthérique. Alors dans les cas graves et qui doivent se terminer fatalement, elle fournit une grande abondance et augmente graduellement. Si le malade doit guérir, le nuage que présentait l'urine en présence des réactifs diminue chaque jour, et au bout d'un ou deux septenaires, selon la gravité des cas, tout rentre dans l'ordre.

2° Dans les formes malignes, l'albuminurie peut exister d'emblée pour ainsi dire, en même temps que les autres signes de la diphthérie ; viz : l'angine, le bubon cervical, etc., c'est-à-dire qu'on la constate aussitôt qu'on a l'idée d'examiner les urines, le diagnostic s'arrêtant à une angine diphthérique. L'albuminurie, dans ces cas, peut préexister à la lésion rénale. Un fait remarquable ici, c'est la non moins grande rapidité avec laquelle l'albumine du sang passe dans l'urine, que sa quantité constamment croissante. N'est-ce pas là encore une preuve de l'infection subite et générale de l'organisme par l'élément miasmatique qui produit la diphthérie?

3° L'albuminurie, après s'être montrée à la fin d'une angine diphthérique, reste stationnaire quelques jours, et disparaît rapidement. L'espoir renaît et tout semble annoncer une guérison prochaine ; le pronostic est en apparence des plus favorables ; le médecin et l'entourage sont satisfaits, lorsque quelques jours se passent, deux, trois ou quatre, et le malade est plus somnolent que d'habitude. En même temps la quantité d'urine excrétée est bien moindre. Il tombe enfin dans le coma, et meurt quelquefois après vingt-quatre ou quarante-huit heures, présentant tous les signes de l'urémie cérébrale.

Ces trois formes comportent leurs indications et un pronostic variable. C'est ainsi que lorsqu'on verra dès le début apparaître dans l'urine des diphthériques des flots d'albumine, que celle-ci augmentera continuellement et que les symptômes généraux n'iront pas en s'amendant, le pronostic d'une gravité extrême doit être réservé, car dans l'immense majorité des cas, le malade est condamné à mourir et souvent très-rapidement.

Tout espoir doit être, au contraire, conservé, lorsque l'albumine étant apparue quelques jours après l'explosion de la diphthérie, elle aura suivi (comme abondance) une ligne d'abord progressivement ascensionnelle, puis progressivement descendante et qu'avec la diminution de l'albumine aura coïncidé une diminution dans l'intensité des phénomènes locaux et généraux. Le pronostic est des plus favorables dans ces cas. Il n'en sera plus de même lorsque l'albuminurie affectera cette forme qui a été appelée « intermittente » et qui conduit souvent à l'urémie.

Arrêtons-nous un instant sur la pathogénie de ces accidents

qui, au premier abord, semblent devoir peu attirer l'attention, mais qui n'en rentrent pas moins dans un ordre tout clinique, lorsqu'on veut bien les considérer de plus près et qui offrent une certaine importance au point de vue du pronostic. Plusieurs théories se trouvent en présence pour donner l'explication de ces phénomènes. M. le professeur Jaccoud admet quatre modalités différentes :

1° Un empoisonnement par le carbonate d'ammoniaque résultant de la transformation de l'urée dans le sang (Frerichs) ou matières dans l'intestin (Treitz, Jackoch); 2° un empoisonnement par les extractives non éliminées (Schutten); 3° une hydrocéphalie ventriculaire (Coindet et Ollier) ; 4° l'œdème et l'anémie de l'encéphale (Traube).

D'autres auteurs pensent que l'accumulation de l'urée dans le sang suffit pour amener des accidents urémiques, d'où le nom d'urémie donné à ces accidents.

Il n'est pas douteux qu'on puisse retrouver toutes ces causes dans les cas d'urémie, observés à la suite de diphthérie ; mais laquelle de ces théories peut plus aisément donner l'explication des faits ? — Quoique M. le professeur Jaccoud pense que les deux premières théories ont vieilli, nous croyons cependant qu'elles sont les plus satisfaisantes. — En effet, d'une part, l'hydrocéphalie ventriculaire a été, comme le reconnaît lui-même le professeur, suivie de fort peu de nécropsies ; et de l'autre, l'œdème et l'anémie du cerveau ont été invoqués dans un si grand nombre de cas différents, qu'ils ne suffisent pas, selon nous, à donner la clef des phénomènes dépendant de l'intoxication urémique. Enfin, nous ne parlerons de l'accumulation de l'urée dans le sang, comme cause de l'urémie, que pour rejeter cette théorie, dont Brown-Sequard a montré le peu de fondement.

M. Cuffer (1) vient aussi, s'appuyant sur des expériences qui

1. *Recherches cliniques et expérimentales sur l'altération du sang dans l'urémie.* Paris, 1878.

lui sont personnelles, de prouver que l'urée pouvait s'accumuler dans le sang sans danger pour les animaux soumis à l'expérience. L'urée est, pour cet auteur, une substance inoffensive à l'égard des animaux et peut sans préjudice être poussée directement dans le torrent circulatoire. — L'urémie relevant de cette cause ne peut donc être admise.

S'en suit-il de cette argumentation que l'urée soit complétement étrangère aux phénomènes toxiques ? Évidemment non, car c'est de sa transformation en carbonate d'ammoniaque que naissent les accidents.

Le carbonate d'ammoniaque, dit cet auteur (1), peut se former par combinaison directe de l'acide carbonique et de l'ammoniaque. Dans l'organisme, ces éléments sont en présence, mais à l'état normal le carbonate d'ammoniaque ne se forme qu'en très-petite quantité, l'élimination de l'eau empêche cette combinaison et c'est de l'urée qui se forme. Mais il peut se faire que dans les cas où l'urée n'est pas formée (affection du foie), ou n'est pas excrétée (affection du rein), le dédoublement ne s'opère pas, et que ce soit le carbonate d'ammoniaque qui se produise.

Pour M. Cuffer, la transformation de l'urée en carbonate d'ammoniaque, substance éminemment toxique, n'est que la phase préparatoire des accidents, le carbonate d'ammoniaque n'agissant pas directement sur la production de l'urémie, mais bien consécutivement, en altérant les globules sanguins « qui deviennent inertes, incapables de toute fonction, paralysés pour ainsi dire (2). »

Cette théorie est, selon nous, d'autant plus acceptable que tous les facteurs nécessaires à la production de ces accidents se retrouvent dans la diphthérie :

1° *L'albuminurie*, et comme conséquence une augmentation d'urée dans le sang ;

1. *Ouvr. cit.* p. 14.
2. *Ouvr. cit.* p. 19.

2° Une *leucocytose*, signalée par M. Bouchut dans la diphthérie ;

3° Je m'arrêterai ici sur un phénomène fréquent de cette affection, et qui n'a pas échappé à Wade, mais dont on n'a tenu, à tort selon nous, aucun compte ; je veux parler de l'*oligurie* qu'on observe dans la diphthérie, et qui peut même aller jusqu'à l'anurie dans certains cas. De là, rétention dans le sang des matériaux usés de la nutrition (nous y reviendrons bientôt). Wade (1) dit bien que si l'on pouvait faire uriner les diphthériques, on améliorerait leur état, et il s'en tient là. En France, ce phénomène n'a pas, que nous sachions, été l'objet d'une attention plus particulière, quoique je ne doute pas qu'il n'ait été observé. Son importance est pourtant extrême, car le malade est exposé à la « créatinémie », comme M. le professeur Jaccoud l'a appelée, pour grouper sous un mot la rétention des matières extractives du sang, reconnues aujourd'hui toxiques, lorsqu'elles sont renfermées dans l'organisme.

L'oligurie est-elle due à un défaut de sécrétion ou d'excrétion ? Nous avons dit plus haut que l'albuminurie diphthérique pouvait dépendre d'un état congestif des reins (néphrite catarrhale, superficielle, légère), et dans une période plus avancée, d'un mal de Bright (néphrite parenchymateuse). Enfin, nous avons pensé, nous basant sur un fait clinique, qu'on pouvait rencontrer plus rarement, il est vrai, dans la diphthérie, une néphrite interstitielle.

Nous croyons donc à une insuffisance sécrétoire du rein. En effet, malgré la congestion dont il est frappé, que la néphrite soit catarrhale ou parenchymateuse, le rein sécrète toujours, mais bientôt les canalicules urinifères étant d'abord obstrués, puis complétement remplis par la prolifération de l'épithélium, l'on arrive au résultat « oligurie » d'abord, et « anurie » ensuite, les-

1. *Observations ou diphtheria*, 1858-59.

quelles avec les causes adjuvantes citées plus haut, viz : albuminurie, leucocytose, créatinémie, conduisent à l'urémie diphthérique.

Nous ne passerons point en revue toutes les formes d'urémie,
cette description n'entrant pas dans notre cadre ; nous nous
contenterons de noter les formes les plus fréquentes de l'urémie
diphthérique. Ces formes sont les deux suivantes :

1° La forme *comateuse* ;

2° La forme *convulsive*.

La première, caractérisée par une sorte de torpeur physique
et intellectuelle, est celle qu'on rencontre de beaucoup le plus
souvent. Elle s'annonce lentement et s'installe sans grand fra-
cas. L'enfant qui touche à la convalescence dort un peu plus
qu'il n'a fait pendant la période aiguë de la diphthérie, et les
parents, loin de s'inquiéter de cet état, respectent, au contraire,
ce sommeil, réparateur à leurs yeux.

C'est ainsi que débute l'urémie à forme comateuse. Bientôt,
lorsque l'on cherchera à réveiller le petit malade, à le faire sor-
tir de la somnolence dans laquelle il est plongé, on s'aperce-
vra que ses membres, son corps, sa tête même, tous les muscles
de la vie animale sont dans la plus complète résolution. L'enfant répond encore aux questions qu'on lui pose, mais il semble
ennuyé, comme fatigué, et dira plutôt qu'il a sommeil (*sic*).

L'oligurie est manifeste à cette période ; la garde, ou l'entourage, s'en est aperçu. Tous savent parfaitement exprimer que l'enfant urine moins, et les parents, comme consolation,
font souvent au médecin cette réflexion : « Il prend si peu de
chose ». En effet, le petit malade refuse tout aliment solide ou
liquide ; il ne désire qu'une chose : pouvoir se livrer au sommeil.

Souvent, à cette période, le malade est atteint de diarrhée
qu'il faut savoir respecter. Assez abondante dans certains cas,
elle semble soulager le patient.

La respiration généralement calme aux débuts, augmente
graduellement de fréquence et le malade est emporté dans ces

conditions, après un temps variable, sans lutte, s'éteignant lentement ou dans des convulsions.

Nous passons ainsi à la seconde forme ou *convulsive*. Ici, le tableau n'est guère différent de celui qui se présente dans les convulsions ordinaires. Celles-ci sont toniques et cloniques, se répétant à des intervalles plus ou moins éloignés qu'il est difficile de préciser d'avance. La scène change lorsque le malade n'est pas emporté dans une d'elles ; il se fait un calme qui devient de plus en plus grand. La respiration est extrêmement lente, le patient ne donnant signe de vie qu'au moment où il fait une profonde inspiration toutes les 30, 40 secondes et même toutes les demi-minutes. Enfin, il finit par succomber à la suite d'une de ces inspirations, l'asphyxie étant devenue complète.

Il ne m'a pas été donné de faire l'analyse du sang de ces malades ; je reste convaincu, néanmoins, qu'ils devaient présenter une altération profonde de ce liquide.

Si maintenant nous reportons nos regards un instant sur le tableau dressé plus loin, donnant la quantité d'urine et d'urée rendues par les malades en vingt-quatre heures, nous y trouvons un enseignement des plus intéressants et qui nous permettra d'arriver aux conclusions suivantes :

La quantité d'urine rendue en vingt-quatre heures par les petits diphthériques est *constamment* moindre qu'à l'état normal. Ainsi, sur un résumé de *vingt* observations, nous la trouvons *cinq fois*, représentée par la somme de 100 grammes, chiffre minimum.

Sur cette même série d'observations, *une seule fois* le maximum de 450 grammes a été noté.

Donc, d'une part, diminution notable de l'excrétion urinaire dans la diphthérie ; tel est le fait qui attire le premier l'attention et que nous indique nettement, par des chiffres, la colonne V de notre tableau.

D'autre part, un fait non moins important nous est révélé par la colonne suivante (V), viz :

Qu'il existe constamment dans la diphthérie en même temps qu'une diminution de l'excrétion urinaire, un trouble dans la production de l'urée.

En effet, nous trouvons dans certains cas :

51 gr. 6 d'urée *rendue dans les 24 heures*, et même 56 gr., dans un cas de croup.

Ce sont, il est vrai, nos chiffres « *maxima* » ; mais, à côté de ces derniers nous pouvons placer :

49 gr. (Obs. VII)

39 gr. (Obs XIV).

Et comme « *minima* » :

10 gr. Obs. XII (pendant la maladie) et

25 gr. 8 — (à l'état normal, à la sortie).

Enfin : 12 gr. 9. Obs. XIII.

Obs. XVII.

Est-il permis, dans l'état actuel de la science et avec ce nombre relativement restreint d'observations, de formuler d'autres conclusions que celles auxquelles nous nous sommes arrêté plus haut, viz :

Qu'il existe constamment dans la diphthérie un trouble dans la sécrétion urinaire, démontré par la diminution de quantité de ce liquide, et par les variations de la quantité d'urée comparée à la normale.

Est-il possible de conclure différemment? Nous ne le pensons pas.

Il me suffira de signaler ces faits qui certainement en appelleraient d'autres pour voir infirmer ou confirmer notre observation.

On pourrait également noter que lorsque la quantité d'urée a atteint 56 et 51 grammes dans les observations II, III, VIII, deux fois les enfants furent emportés par leurs parents, c'est-à-dire à la mort et dans l'observation VIII, que la trachéotomie fut suivie de mort.

	TRAITEMENT	TERMINAISON	URINE des 24 heures	urée (p. 1000)	Urine des 24 h. au moment de la sortie	urée dito	REMARQUES
I Angine couenneuse. Croup	Tartre stibié.	Guérison.	400 gr·	20 gr·5	630 gr·	43 gr·8	Pas d'albumine.
II Angine couenneuse. . . .	id.	Emportée par les parents	100	51 6	»	»	id.
III Angine couenneuse. . . .	id.	id.	200	51 6	»	»	id.
IV Angine couenneuse. . . .	Injections phéniquées.	Guérison.	350	20 5	»	»	id.
V Angine couenneuse. . . .	id.	»	300	23 1	500	46 gr·3	id.
VI Angine couenneuse. . . .	Injections phéniquées et tartre stibié. . . .	Emportée par les parents	250	25 8	»	»	id.
VII Croup.	Trachéotomie	Mort.	100	49 »	»	»	Albumine.
VIII Croup.	id.	Mort.	80	56 1	»	»	id.
IX Angine couenneuse. Croup	Émétique	Guérison	200	23 1	»	»	Pas d'albumine.
X Angine couenneuse. . . .	Salicylate de soude . .	Emportée par les parents	100	25 8	»	»	id.

	TRAITEMENT	TERMINAISON	URINE des 24 heures	unités (p. 1000)	Urine des 24 h. au moment de la sortie	URÉE dite	REMARQUES
XI Angine couenneuse . . .	Salicylate de soude . .	Disparition des fausses membranes. Mort subite	250 gr.	25 gr.8	»	»	Albumine.
XII Angine couenneuse. . . .	id. . .	Guérison	450 350	10 2 25 8	» »	» »	Pas d'albumine.
XIII Croup.	»	Emportée par les parents	300	12 9	»	»	id.
XIV Croup.	Trachéotomie	Guérison	150	38 7	»	»	Albumine.
XV Angine couenneuse. Croup	id.	Mort.	100	25 8	»	»	id.
XVI Angine couenneuse. Croup	id.	Mort.	150	33 5	»	»	Pas d'alb. Anesth.
XVII Angine couenneuse. . .	»	Mort.	100	12 9	»	»	Albumine.
XVIII Angine couenneuse. . .	Salicylate de soude . .	Emp. par les parents.	200	25 8	»	»	id.
XIX Angine couenneuse. . .	id. . .	??	300	25 7	»	»	Traces d'albumine.
XX Faux croup (1)	»	Guérison	650	41 1	»	»	»

1. Si j'ai placé dans ce tableau le faux-croup à côté du croup, ce n'est pas que je confonde ces deux affections, toutes différentes, et par leur nature et par leur évolution. J'ai voulu seulement attirer l'attention sur la quatrième colonne où est notée l'urine des vingt-quatre heures et établir une comparaison entre la quantité excrétée dans l'un et l'autre cas-viz : 650 grammes dans le faux-croup et 400 et 450 grammes comme *maximum* dans le croup et l'angine couenneuse.

Ces faits, s'ils étaient suivis d'un certain nombre, tendraient à faire conclure que : lorsque l'urée rendue par les malades s'éloigne de la normale dans la mesure « maxima et minima » signalée plus haut, le pronostic est grave, presque fatal.

CHAPITRE IV

S'il est une question difficile à résoudre en clinique, c'est de distinguer la scarlatine de la diphthérie et de pouvoir nettement se prononcer, lorsqu'on est placé près du malade, en faveur de la fièvre éruptive ou de l'affection diphthérique. Tandis que les uns chercheront l'éruption, le mouvement fébrile et l'angine pour formuler le diagnostic scarlatine, d'autres affirmeront qu'il y a dans la diphthérie une éruption spéciale appelée « rash diphthérique », qu'il y a toujours de la fièvre et qu'il est impossible de différencier l'angine scarlatineuse de l'angine diphthérique. — S'il fallait également rechercher l'albumine dans les urines, on arriverait à une confusion complète, car on la trouve également dans les deux cas.

Quoique le problème soit quelquefois d'une difficulté vraiment grande, nous pensons qu'il est possible, si l'on veut tenir compte de tous les phénomènes symptomatiques, d'éviter une telle confusion et d'arriver à établir le diagnostic.

Nous passerons en revue : 1° la fièvre ; 2° l'éruption ; 3° l'exanthème cutané ; 4° l'albuminurie ; 5° l'anasarque ; 6° la marche de l'angine scarlatineuse, ses caractères. Nous discuterons chacun de ces symptômes et nous arriverons à la conclusion, à la suite de laquelle nous donnerons un tableau comparatif des deux affections.

Fièvre. — L'observation de tous les auteurs est unanime sur ce point et c'est ce phénomène qui permet, lorsque l'éruption n'a pas encore paru sur les téguments, de différencier la scarlatine des autres fièvres éruptives. La fièvre est constante dans la scarlatine et le thermomètre en douze ou vingt-quatre heures, monte rapidement à 40° ou même 41°. Personne n'a jamais combattu cette assertion vraie dans tous les cas. En est-il de même dans la diphthérie? Cette observation a-t-elle été ainsi faite ou formulée? Nulle part, soit dans les écrits anciens, soit dans les ouvrages modernes, nous ne trouvons cette opinion. Bien mieux, certains auteurs n'ayant probablement pas observé d'une manière assez attentive ou suivie, ont émis l'opinion contraire. « La diphthérie est apyrétique », ont-ils dit; contradiction regrettable au point de vue scientifique; observations hâtivement faites et sur lesquelles on a trop rapidement étayé presque un aphorisme. Et de là comme conclusion, une grande simplicité dans le diagnostic différentiel qui pouvait se résumer ainsi : la scarlatine est un exanthème fébrile, tandis qu'il n'existe pas de fièvre dans l'affection diphthérique; conclusion erronée, selon nous, car d'après notre observation, la fièvre est un phénomène constant de la diphthérie observée à ses débuts, comme nous l'avons dit dans le chapitre II. Mais ce mouvement fébrile, hâtons-nous de le dire, ne peut jamais être comparé à celui de la scarlatine. En effet, tandis que dans cette fièvre éruptive, le thermomètre marque rapidement 40 et 41 degrés, il ne s'élève que fort rarement à ce chiffre dans la diphthérie, à moins d'une complication quelconque. Il n'est alors que la manifestation de la complication et ne devra pas être mis sur le compte de la diphthérie. Dans la diphthérie, en effet, la température varie, comme nous l'avons établi dans nos planches, entre 37°5 et 39°, s'élevant rarement au-dessus. Ces chiffres contrastent avec ceux de 40° et 41° très-fréquents dans la scarlatine.

De plus l'état de la peau n'offre pas la même sensation au toucher. « Tandis qu'elle est sèche, très-chaude, dit M. Bouchut, dans la scarlatine, elle ne se présente pas de la même manière dans la diphthérie, où elle offre, il est vrai, une température plus élevée à la main ; mais où l'on n'observe pas de sécheresse véritablement dite ». Il est un autre signe, auquel on n'a pas attaché une grande valeur et qui n'en est pas moins précieux pour l'observation, c'est l'avidité de la soif, fréquente, presque constante dans la scarlatine, contrastant avec le dégoût si profond des aliments, propre à la diphthérie.

Résumant donc les caractères de la fièvre dans les deux affections, nous trouvons :

Scarlatine.

1° Fièvre intense, dès le début ; le thermomètre marquant *rapidement*, en quelques heures (douze, dix-huit ou vingt-quatre), 40 ou 41 degrés.

2° Peau sèche, rude, très-chaude.

3° Avidité extrême de la soif.

Diphthérie.

1 °Fièvre aux débuts de l'affection, mais légère, le thermomètre ne marquant *jamais* 40 ou 41 degrés.

2° Température de la peau plus élevée que d'habitude; mais pas de sécheresse, ni de rudesse.

3° Pas d'augmentation de la soif.

L'éruption. — S'il était nécessaire autrefois de constater l'exanthème cutané dans la scarlatine pour diagnostiquer cette fièvre éruptive, il n'en est plus de même aujourd'hui, grâce aux progrès de la science. C'est ainsi qu'on a pu admettre des scarlatines sans éruption, d'autres dont l'éruption est si fugace qu'on les a appelées « frustes », enfin, un grand nombre de variétés différant toutes les unes des autres et comme la scarlatine est quelquefois concomitante avec la diphthérie, ou souvent confondue avec elle, on a admis une sorte d'éruption, un exanthème spécial et propre à la diphthérie, qui a reçu le nom de « rash diphthérique ». Ce phénomène existe-t-il véritablement ou n'est-ce qu'une vue de l'esprit? L'érythème scarlatiniforme, dit M. Peter (1), qui peut survenir dans le cours de la diphthérie, n'est autre chose qu'une scarlatine modifiée par le fait même de sa coexistence avec l'affection pseudo-membraneuse.

Et plus loin : « Il n'y a pas d'éruption spéciale propre à la diphthérie. »

Nous nous rangeons absolument à l'avis de ce maître éminent, car dans les nombreux cas de diphthérie que nous avons pu suivre, il ne nous a jamais été donné de découvrir ni rash, ni érythème dans la diphthérie. Nous avons lieu de croire notre observation d'autant plus juste que souvent la marche de la diphthérie n'étant pas foudroyante, nous avons mis en doute notre diagnostic, pensant à la scarlatine, et nous avons recherché nous-même (et prié les parents, les mères si pleines de sollicitude, de le faire plusieurs fois par jour), s'il n'y avait pas quelques petites taches qui pussent nous faire croire à une éruption et jamais nous n'en avons découvert la moindre trace; aussi n'admettons-nous pas le « rash diphthérique ». Donc, lorsque le tégument externe sera le siége d'une éruption, quelque légère et fugace qu'elle soit, on ne devra jamais penser à la diphthérie; mais bien plutôt à une scarlatine modifiée, anomale, fruste.

S'il nous fallait une autre preuve en faveur de la non existence d'une éruption dans la diphthérie, n'en aurions-nous pas une dans la desquamation qu'on n'a jamais signalée dans cette affection? Que d'observations de diphthérie peut-on compter

1. Ouvr. cit. p. 18.

aujourd'hui et quelle remarque digne de fixer l'attention que
cette absence de dépouillement épithélial ! Une coïncidence
semblable, une telle sorte d'entente parmi les auteurs, pour
passer sous silence ce phénomène, est impossible à admettre.
D'une part donc, pas d'éruption, et de l'autre, jamais de desquamation dans la diphthérie.

Mais là ne s'arrêtent pas les différences séparant les deux
affections. Nous avons parlé dans les pages précédentes de *l'albuminurie*. Elle existe aussi bien dans la scarlatine que dans la
diphthérie, mais elle est toujours accompagnée d'une plus grande
abondance dans la scarlatine ; c'est là du moins la conclusion à
laquelle nous a conduit notre observation. On peut également
rencontrer des flots d'albumine dès le début de certaines diphthéries ; mais comme nous l'avons déjà dit, elles sont d'un
pronostic extrêmement grave et annoncent généralement une infection profonde de l'économie. Cette albuminurie ne sera donc
pas confondue avec la précédente, les urines dans le cas d'albuminurie scarlatineuse n'offrant jamais ces variétés de teintes que
nous avons signalées plus haut.

Anasarque. — Si, laissant de côté ces détails qui offrent
pourtant une grande importance, mais qui par la difficulté de
l'examen des urines, lorsqu'il devra être fait dans la clientèle
privée, sera pour cette raison même rejeté, ou plutôt laissé au
second plan par quelques-uns, nous arrivons à un phénomène
fréquent, presque obligé de la scarlatine, je veux dire l'anasarque, le doute alors ne sera plus possible. En effet, il n'est
pas dans les annales de la science d'observation de diphthérie
simple (sans complications s'entend) où ce symptôme ait été
noté, pas plus que le prétendu rash diphthérique. Si ce parallèle ne suffisait pas à élucider la question, il nous resterait encore
la marche de l'angine diphthérique et celle de l'angine scarlatineuse, toute différente, ayant chacune un cachet spécial, des
caractères qu'elles revêtent dès le début de l'affection.

« Jamais, disent MM. Barthez et Rilliet (1), nous n'avons vu l'angine scarlatineuse débuter d'emblée par le dépôt plastique pseudo-membraneux. L'époque la plus rapprochée du début de l'angine à laquelle nous l'ayons constatée est le second ou le troisième jour, ou bien encore le cinquième, ou le sixième, quelquefois même seulement le dixième ou le onzième jour. Ces fausses membranes, petites, minces, jaunes ou blanches, foliacées, siégent sur l'une ou l'autre amygdale ou sur la luette. »

L'angine scarlatineuse est aussi irrégulière dans sa marche, et ne présente pas cette ténacité parfois si rebelle des fausses membranes diphthériques. Les mêmes auteurs nous ont laissé à ce sujet des lignes qui dénotent de leur délicate et fine observation. Les fausses membranes (scarlatineuses), disent-ils, paraissent quelquefois dès le lendemain pour ne plus se montrer ; mais le plus souvent elles persistent pendant trois, quatre jours, quelquefois beaucoup plus, ou bien si elles disparaissent promptement, c'est pour renaître de même et persister ainsi jusqu'à la fin de l'angine.

Ces alternatives dans l'apparition et la diminution des fausses membranes ne sont pas spéciales seulement à ce produit d'inflammation. En effet, l'angine scarlatineuse, au moins avons-nous eu occasion de le voir plusieurs fois, est sujette à une sorte d'intermittence, c'est-à-dire qu'après avoir augmenté pendant quelques jours, les symptômes diminuent pour s'accroître bientôt et reprendre leur première intensité (2).

L'observation suivante que nous avons pu suivre attentivement alors que j'expérimentais mon traitement de la diphthérie dans le service de M. Archambault à l'Hôpital des Enfants, et qui m'a été transmise par son interne, M. Petel, peut donner une idée de la marche irrégulière de ces angines.

---

1. Ouvr. cité.
2. Rilliet et Barthez. Ouvr. cit. tome III.

SCARLATINE ANGINEUSE.

Intermittence de l'angine.

Marie-Céline, 5 ans 1/2, entre le 27 décembre 1877, à la salle Sainte-Geneviève, lit n° 12, service de M. Archambault.

Pas de maladie antérieure. Elle tousse habituellement, elle est entrée convalescente d'une rougeole assez intense qu'elle eut il y a deux mois environ. Quinze jours après, la garde chez laquelle elle avait été malade, la rendit à ses parents. Elle toussait alors par quintes et vomissait tous ses aliments après des quintes de toux. Ces vomissements auraient, d'après les parents, duré jusqu'à ces jours derniers, c'est-à-dire pendant cinq semaines environ. Elle n'avait pas de diarrhée.

Le *jeudi* 20. — Après une quinte de toux, vomissements et selles sanguinolentes. Elle crache du sang depuis ce temps.

Actuellement elle a une dizaine de fortes quintes de coqueluche par 24 heures, surtout dans la nuit. Pas de diarrhée.

Lèvres excoriées et saignantes depuis quinze jours ; depuis trois ou quatre surtout.

Râles muqueux, sibilants et sous-crépitants, gros dans toute la poitrine.

28. — L'enfant est soumise au sulfate d'atropine ; elle en prend 1/2 milligramme par jour.

29. — Elle présente dans la soirée des symptômes d'intolérance, rougeur vive de la face, yeux brillants, agitation, mal de gorge.

Janvier 3. — La dose d'atropine est réduite de moitié.

4. — Fièvre, yeux larmoyants avec un peu de tuméfaction des paupières à gauche, deux plaques gris-jaunâtre à la face interne des amygdales.

Râles sous-crépitants dans toute la hauteur des deux poumons. Les lèvres sont recouvertes de croûtes sèches noirâtres.

5. — Vomitif avec :

Ipéca en poudre. . . . . . 1 gramme
Sirop d'ipéca 30
Infusion de polygala. . . . 60

Toucher la gorge avec :

Soude caustique . . . . . . 1 gramme
Glycérine. 10

Le soir, pas traces d'éruption, cependant la religieuse croit que le dos est plus rouge que d'habitude.

6. — Potion au rhum 2 gram. extrait de quinquina ; la fièvre augmente toujours.

On continue les attouchements de la gorge avec la soude caustique. Le soir éruption évidente dans le dos, sans caractères encore tranchés ; sur les coudes, en arrière, il existe une éruption de petites papules saillantes.

7. — Même éruption.

8. — Fausse membrane jaunâtre, couvrant le voile et la voûte palatine, excepté sur le milieu, où il reste un V de muqueuse très-rouge.

Potion au chlorate de potasse. Toucher la gorge avec la soude caustique. Lèvres couvertes de croûtes noires. L'éruption des bras disparaît. Langue recouverte d'un enduit blanc qui se détache par places. Pas d'albumine dans les urines.

10. — Difficulté de la déglutition ; même traitement.

12. — Les lèvres, ainsi que la gorge sont détergées ; la petite malade est mieux ce matin.

14. — Aggravation dans les symptômes, surtout du côté de la gorge, qui est recouverte d'un enduit blanc-jaunâtre.

16. — L'enfant plus malade ce matin ; on la soumet au traitement Bouffé (1).

1. J'ai copié textuellement l'observation qui m'avait été remise ; c'est pourquoi mon nom figure ici.

17. — Même état. Albumine dans les urines, lèvres recouvertes de fausses membranes. Enfant abattu.

18. — M. Archambault constate un mieux sensible dans l'état de l'enfant. Des plaques de fausses membranes se sont détachées de la langue, de la voûte palatine et des amygdales. Les lèvres sont nettoyées, surtout dans la moitié droite. Flots d'albumine dans les urines.

18 soir. — On continue la mixture, l'enfant la prenant bien. Les lèvres sont de nouveau recouvertes de croûtes noirâtres.

19. — La gorge se déterge de nouveau. Toujours de l'albumine dans les urines. Même traitement.

20. — Nouvelle aggravation dans les symptômes, l'enfant plus abattu. Mort le soir.

Cette observation est un type au point de vue de l'intermittence de l'angine et fait voir l'efficacité, la puissance du traitement sous l'influence duquel les fausses membranes se détachent ; mais il montre en même temps la différence de l'affection scarlatineuse et de la diphthérique et fait voir l'utilité d'un diagnostic précis. — Car, dans un cas le traitement est efficace et dans l'autre, tout-à-fait impuissant.

L'angine se manifestant, dit Barrier (1), avec la scarlatine, soit épidémique, soit sporadique, apparaît avant ou pendant l'éruption, quelquefois vers son déclin. Le gonflement des ganglions sous-maxillaires est considérable et leur suppuration plus fréquente. Les pseudo-membranes envahissent d'emblée les deux amygdales et une plus grande étendue des fosses gutturales : elles ne sont point serpigineuses ou quand elles offrent ce caractère, elles s'étendent plus souvent du pharynx à l'œsophage ; ce n'est que dans des cas exceptionnels qu'elles envahissent les voies aériennes ; sous ce rapport leur marche est donc très-dif-

1. *Traité des maladies des enfants.* Tome I, p. 681.

férente de celle de la diphthérie proprement dite, qui tend plus à se progager vers le larynx et les voies aériennes. Cette angine s'accompagne toujours d'un appareil fébrile très-intense, alors même que l'éruption est en voie de déclin ou même dissipée et qu'il n'existe aucune complication. La muqueuse de la bouche, de la langue et de la gorge est sèche, brûlante et très-rouge, partout où manquent les pseudo-membranes, celles-ci sont plus molles, plus blanches et une fois détachées spontanément ou par l'art, ne se reproduisent point. Il semble que dans cette maladie la production pseudo-membraneuse résulte réellement de la violence de la phlegmasie. »

Enfin, la couleur elle-même des fausses membranes doit être observée attentivement, car elle offre une distinction assez sensible dans les deux affections. C'est ainsi, comme nous l'avons dit précédemment, qu'elle est plus foliacée, ayant une résistance moindre dans la scarlatine, et dans le plus grand nombre des cas, elle se présente à la vue sous l'aspect d'une plaque blanc-jaunâtre et non grise comme dans la diphthérie. MM. Barthez et Rilliet citent les observations de trois enfants atteints de scarlatine et âgés de onze ans et demi, dix ans et six ans, et ils s'expriment ainsi :

Première observation. — Le pharynx est recouvert dans sa totalité de fausses membranes *jaunes*, assez épaisses, peu adhérentes, mêlées à du pus, etc.

Deuxième observation. — A l'autopsie, l'amygdale gauche est très-volumineuse et recouverte à sa partie postérieure de quelques petites fausses membranes *jaunâtres*, peu adhérentes, etc.

Troisième observation. — Dans la gouttière pharyngo-laryngée droite, la muqueuse est détruite dans l'étendue d'un demi-centimètre, le tissu sous-muqueux est épaissi et tapissé d'une fausse membrane *jaune*, adhérente, etc.

Les caractères qui séparent les deux affections sont donc

parfaitement tranchés, lorsqu'on veut bien les étudier ; aussi, croyons-nous ne pouvoir mieux faire que de les résumer succinctement comme suit :

TABLEAU DES DIFFÉRENCES CLINIQUES DE LA SCARLATINE
ET DE LA DIPHTHÉRIE

Scarlatine.

1° Fièvre intense, dès le début le thermomètre marquant *très-rapidement*, en quelques heures (le plus souvent 18 ou 24 heures), 40 et même 41 degrés C.

2° Peau sèche, rude.

3° Extrême avidité de la soif.

4° Eruption manquant quelquefois, et ne se montrant dans d'autres cas que d'une manière fugace.

Rash scarlatiniforme ; desquamation lamelleuse du tégument externe ; rougeur caractéristique de la langue.

5° Albuminurie constante et habituellement d'une longue durée. Urines présentant ordi-

Diphthérie

1° Fièvre aux débuts de l'affection, mais légère, le thermomètre ne marquant jamais 40 ou 41 degrés C. ; mais s'élevant à 38 ou 39 degrés le plus ordinairement.

2° Température de la peau plus élevée que la normale, mais n'offrant jamais ni rudesse, ni sécheresse.

3° Pas d'augmentation de la soif, dégoût prononcé pour les aliments.

4° Jamais d'éruption de quelque nature qu'elle soit ; il n'existe pas de rash diphthérique.

Rien d'analogue dans la diphthérie ; jamais de desquamation épithéliale.

5° Albuminurie généralement passagère, de peu de durée. Urines en présence des

nairement leur coloration normale en présence des principaux réactifs.

réactifs classiques offrant dans le plus grand nombre des cas, une série de teintes variant du rose pâle au mauve, puis à une coloration plus foncée, pathognomonique de l'alloxane, l'alloxantine et de la murexide.

7° Angine scarlatineuse; marche irrégulière : *intermittence* de l'angine; fausses membranes *jaunâtres*, ne s'étendant que fort rarement aux voies aériennes.

Tendance plus marquée à gagner l'œsophage. Bubon scarlatineux habituellement plus gros que le bubon diphthérique, s'abcédant quelquefois.

7° Angine diphthérique; marche plus régulière; *ténacité* des fausses membranes qui se reproduisent sans cesse : mais durée plus courte; marche plus rapide vers une terminaison.

Tendance marquée à gagner le larynx et les voies aériennes, amenant rapidement le croup. Coryza diphthérique souvent concomitant.

CHAPITRE V

DU CROUP.

ROLE DE L'ÉLÉMENT NERVEUX DANS CETTE AFFECTION

Quoique le mot « croup » n'ait pas, lorsqu'il est pris à la lettre, la signification qu'on lui attribue aujourd'hui, nous garderons néanmoins cette dénomination créée par Home et qui est acceptée le plus généralement pour désigner la diphthérie laryngée. Ce mot ayant l'avantage d'être bref, d'une prononciation facile, et de comporter en soi l'idée de la présence de fausses membranes diphthériques sur la muqueuse laryngée, est compris de tous et ne devra pas être remplacé, à moins de vouloir jeter la confusion dans les esprits. On ne chasse pas si aisément du vocabulaire médical un mot qui a sa physionomie, qui représente aussitôt un tableau, qui compte enfin plus d'un siècle d'existence et qui a ainsi traversé plusieurs générations.

Ce préambule, utile au lecteur afin de lui enlever le plus léger doute sur le sens du mot croup, nous passerons rapidement (1) en revue les caractères cliniques de la diphthérie

---

1. Ce chapitre devant être plus particulièrement consacré au rôle que joue le système nerveux dans le croup, rôle dont l'étude a été quelque peu négligée, nous ne dirons que quelques mots du croup et passerons directement au sujet qui nous occupe ici. Le croup n'étant pour nous que la diphthérie du larynx, notre intention n'est pas d'en donner une description complète ; autrement il nous faudrait décrire de même la diphthérie des autres organes, la diphthérie cutanée, etc., but que nous ne nous sommes point proposé.

laryngée pour envisager ensuite et plus spécialement le rôle de l'élément nerveux dans cette affection.

Le croup est caractérisé anatomiquement par la présence dans le conduit laryngo-trachéal, de fausses membranes et symptomatiquement par une toux sèche et fréquente aux débuts, qui devient rapidement rauque, sourde. En même temps un nouveau phénomène attire l'attention, du côté de la voix qui est d'abord enrouée et qui finit par s'éteindre complétement, à mesure qu'augmente l'exsudat. — Le malade présente alors une véirtable aphonie.

La respiration qui dans les premiers moments de l'affection, se faisait encore librement devient gênée, anxieuse, surtout la nuit. Enfin, la pénétration de l'air dans les voies respiratoires se fait de plus en plus difficilement et le sifflement laryngo-trachéal apparaît, beaucoup plus marqué dans l'inspiration.

La dyspnée augmente et si les fausses membranes qui obstruent le larynx ne sont pas rejetées, il survient un nouveau phénomène beaucoup plus terrible que tous ceux qui précèdent : les *accès de suffocation*. C'est un des tableaux les plus émouvants autant pour le médecin que pour les familles. Quiconque a assisté une seule fois à une de ces scènes où les petits malades se lèvent précipitamment comme des furieux, s'accrochant aux barreaux de leur lit, ou se précipitant dans les bras de leur mère, portant avec rage les mains au cou, comme pour en arracher l'obstacle qui va les étouffer, quiconque a assisté à ces scènes en conservera le souvenir éternellement gravé dans la mémoire. Les malheureux enfants arrivés à cette période du croup, cherchent de l'air ; tous les muscles inspirateurs entrent alors en jeu ; les ailes du nez se dilatent, la bouche s'entr'ouvre ; leur tronc est renversé en arrière. Enfin, la dyspnée augmentant sans cesse, les muscles du cou viennent joindre leur action à ceux de l'abdomen. On voit apparaître un phénomène caractérisé par la dépression du creux épigastrique pendant l'inspiration et qui porte le nom de *tirage*.

Mais l'air ne pénètre pas dans les voies respiratoires ou l'accès en est si restreint que bientôt la face se cyanose; les lèvres bleuissent ainsi que le derme sous-unguéal : le malade est recouvert d'une sueur abondante, preuve des efforts auxquels il se livre pour agrandir sa cage thoracique et y favoriser l'introduction de l'air. Le pouls est misérable.

Enfin, après quelques instants d'une si terrible lutte, le calme reparaît subitement, ou à la suite d'un rejet de fausses membranes. Si ce dernier cas se présente, la durée du repos sera plus longue; autrement les accès reparaissent au bout de quelques heures d'abord, puis se rapprochent insensiblement et éclatent en se succédant très-rapidement sous l'influence de la cause la plus légère ; un effort, la toux, la colère et les visites de la gorge surtout, dont l'enfant a une si grande appréhension.

Je ne parle pas des cautérisations que redoutent si justement les petits malades, qu'à la vue seule des préparatifs qui se font autour d'eux, l'accès éclate, comme pour implorer l'abandon d'une méthode si douloureuse, barbare dirai-je, et tombée à si juste titre dans un oubli presque complet aujourd'hui.

Le croup peut se terminer de plusieurs façons : les accès se rapprochent et laissent à peine entre eux un intervalle pendant lequel la dyspnée est continue. Le petit malade peut alors être emporté dans un accès ou bien il entre dans une autre période où survient *l'épuisement nerveux*. Les accès disparaissent, la face n'est plus cyanosée et le malade plongé dans le collapsus présente une anesthésie cutanée, complète, signalée par M. Bouchut qui l'a appelée *anesthésie lucide*, signe pour l'auteur d'une intoxication par l'acide carbonique à laquelle va promptement succomber le malade.

Après cette dernière angoisse que nous avons cherché à décrire, le malade peut rejeter spontanément une fausse membrane et la guérison peut s'établir dès ce jour.

Telles sont les diverses périodes du croup qui peuvent être

ainsi divisées : 1° période de *début*, où l'on perçoit les modifications de la voix et de la toux ; 2° période *secondaire*, caractérisée par une augmentation des phénomènes du début : dyspnée,
accès de suffocation, etc. ; ou bien, le mal reste stationnaire
et tend déjà à la guérison ; 3° enfin, la période *terminale* ;
dans un sens ou dans l'autre : c'est-à-dire guérison dans un cas,
à la suite du rejet des fausses membranes ; ou la mort, soit qu'elle
arrive subitement, ou que le patient tombe dans le collapsus et
'anesthésie lucide pour s'éteindre dans une asphyxie lente.

Il est un point du plus haut intérêt qui se présente ici et sur
lequel nous devons nous arrêter, pour justifier notre traitement du
croup ; je veux parler des accès de suffocation. Quelle est la cause
de ces accès ? A quoi attribuer leur intermittence ; sont-ils dus à
la présence des fausses membranes qui se trouvent dans le larynx ;
ou doit-on les placer sous la dépendance du système nerveux ?

Cravford, dit M. Lallemant (1), doute si le rétrécissement du
passage de l'air provient de la cause qui obstrue le conduit ou
bien si cette cause excite la contraction des muscles de la glotte.

Michaels admet que les symptômes dépendent de deux causes :
de l'inflammation et du spasme : la première excitant la douleur
et la fièvre, la seconde la toux, le sifflement de la voix, les
rémissions, les intermissions et la mort subite.

Royer-Collard, le rapporteur du grand concours de 1810,
admet aussi un état spasmodique du larynx.

Andral (2) dans son *Précis d'anatomie pathologique*, partage aussi le même avis. — La dyspnée, dit-il, dépend beaucoup moins de la présence de la fausse membrane que de la
tuméfaction de la muqueuse qu'elle recouvre et souvent de la
contraction spasmodique des muscles constricteurs du larynx.

M. Piorry parle d'une névropathie laryngée (Lallemant). On

1. *De l'élément nerveux dans le croup.* Th. Paris 1864. p. 10.
2. Tom. II. p. 486.

lit (1) dans les *Archives générales de médecine* (2) cette phrase
due à M. Boudet : « Il est évident que les phénomènes nerveux
jouent un grand rôle dans un certain nombre de cas de croup,
et que l'imminence de la suffocation est souvent due à la contraction spasmodique des muscles du larynx, résultat sympa-
thique de l'inflammation de la membrane muqueuse, plutôt qu'à
une obstruction véritable des voies aériennes.

Barrier (3), parlant de la seconde période du croup, admet bien
le rôle du système nerveux dans les accès de suffocation, sans trop
pourtant s'expliquer à cet égard. Il se contente de mentionner le
fait : on admet généralement, dit-il, que ces accès de dyspnée qui
alternent avec des rémissions prononcées, mais presque complètes,
ne peuvent pas s'expliquer sans un état spasmodique des muscles
du larynx. Sans doute, si par les efforts de toux, une concrétion
vient à se détacher, on conçoit qu'un nouvel accès ne se manifestera qu'après la production de la fausse membrane. Mais le plus
souvent, ces alternatives ont lieu sans que la fausse membrane
ait cessé d'agir d'une manière continue, et l'on ne peut les expliquer autrement qu'en admettant un état nerveux particulier.

Trousseau (4) pense que cette intermittence peut être mise
sur le compte d'une constriction spasmodique de la glotte. Cet
élément spasmodique me semble, dit-il, sinon tenir toute la
place qu'on lui a accordée, jouer, du moins, un rôle considérable dans le croup.

West (5) partage le même avis que les auteurs précédents et
dit qu'il est possible que l'augmentation de la dyspnée ne soit
que *spasmodique*.

Quelle est la cause, se demande M. Bouchut (6), de ces accès

1. Lallemant, Ouv. cit.
2. Tom. XIII. p. 842. 3e série.
3. *Traité des maladies de l'enfance*, Tome I, p. 386.
4. *Clinique médicale*.
5. *Trad.*, par M. Archambault, p. 495.
6. *Traité des maladies des nouveau-nés*, 1877, p. 301.

de suffocation intermittents ? S'ils étaient, dit-il, la conséquence de l'obstacle mécanique apporté à l'entrée de l'air dans
le larynx, ils devraient être continus comme l'action permanente
et persistante de la fausse membrane. Il n'en est rien. Les accès
de suffocation peuvent ne pas exister et, en tout cas, leur intermittence est acceptée de tout le monde. N'y a-t-il pas un
élément spasmodique? Soit que l'organisme fasse effort pour se
débarrasser de l'obstacle qui met la vie en danger, soit que, par
suite de mouvements respiratoires incomplets, le besoin d'inspirations plus grandes, plus profondes et supplémentaires, soit
devenu indispensable, un violent et convulsif mouvement de
spasme du larynx et des forces inspiratrices se produit pour lutter contre les difficultés de l'hématose.

Pour M. Jules Simon (1) « la cause des accès de suffocation,
c'est le spasme laryngé. »

Ainsi s'exprime, à ce sujet, M. le Professeur Jaccoud (2).
L'expulsion des fausses membranes est souvent suivie d'un grand
soulagement, qui marque surtout la diminution de la gêne res-
piratoire ; mais dans des cas qui sont loin d'être rares, la rémission est nulle ou à peine appréciable, fait qui suffit à prouver
que la dyspnée croupale n'a pas pour cause unique l'obstruction
du larynx par l'exsudat.

Et plus loin : cette situation extrême est amenée par
l'accroissement incessant de la dyspnée initiale, ou bien
elle survient impunément sous forme d'*accès*, dans le cours d'une
dyspnée qui peut d'ailleurs être médiocre : le premier mode est
celui qu'on observe chez les adultes et chez les enfants au-dessus
de douze ans ; le second est propre aux enfants plus jeunes, chez
lesquels la moindre irritation laryngée peut amener le *spasme glottique* ; c'est, en effet, à la contraction spasmodique des muscles
constricteurs que doivent être attribués ces accès de suffocation.

1. *Dict. de méd. et de chir. pratiques,* Tome X, p. 339.
2. *Traité de pathologie interne,* p. 798-99.

M. Sanné (1) arrive à la même conclusion. La présence de
la fausse membrane, dit-il, n'est donc pas indispensable pour
provoquer l'accès de suffocation, et, après avoir passé en revue
toutes les opinions émises à ce sujet, rejette la paralysie musculaire et s'arrête à la contraction spasmodique du larynx.

Est-il possible de donner à ces phénomènes une autre interprétation ? Est-il possible de voir régner un accord plus grand
parmi les auteurs qui se sont occupés de la question ? Et pourtant (qu'on nous permette cette remarque), il est étonnant de ne
rien trouver contre ce symptôme au chapitre du traitement. Il
nous semble donc qu'il y a là une lacune à combler. — Que
trouvons-nous, en effet, dans un larynx frappé par la diphthérie ?
D'une part, la pellicule membraneuse qui le recouvre ou lorsque celle-ci vient d'être rejetée dans une secousse de toux ou de
vomissement, une muqueuse rouge, irritée, boursouflée et quelquefois œdématiée. Ne sont-ce pas là des caractères suffisants
d'inflammation pour que cette muqueuse habituellement douée
d'une exquise sensibilité, ne soit plus vivement impressionnable
et que la contraction spasmodique de la glotte ne soit la conséquence de la moindre irritation ; souvent le passage de l'air
trop chaud ou trop froid ne suffit-il pas, par la douleur qu'il
provoque, à amener une contraction spasmodique de la glotte ?
N'assistons-nous pas au même phénomène dans la laryngite
striduleuse, dans la coqueluche, dans l'œdème de la glotte ? —
La diphthérie, étant pour nous une affection catarrhale, ne diffère des autres affections que nous venons de citer, que par l'intensité des phénomènes, produits d'une part de l'irritation de
la muqueuse, de l'exsudat, et qui se surajoute aux accidents
précédents. — L'existence d'une contraction spasmodique des
muscles du larynx, ne faisant plus de doute pour nous, aura
une indication spéciale au chapitre « traitement. »

1. *Traité de la diphthérie*, p. 207.

CHAPITRE VI

La diphthérie se présentant sous la forme classique avec de larges fausses membranes, d'un blanc mat, nacrées ou grisâtres, accompagnées d'adénites énormes développées dans les régions sous et rétro-maxillaires, de phénomènes généraux, sera facilement reconnue ; mais en sera-t-il de même lorsqu'une plaque blanche, d'un aspect tout-à-fait semblable à celle de la diphthérie, aux débuts de son apparition, venant attirer l'attention des parents, le médecin sera consulté et appelé à se prononcer ? ou bien encore, lorsqu'il se trouvera en présence de plusieurs taches arrondies, blanchâtres, reposant sur les amygdales et simulant l'éclosion de la diphthérie ; enfin, lorsque l'arrière-gorge, les amygdales présenteront à la vue, des plaques blanc-jaunâtres. — Comme on le suppose, il ne sera pas toujours aisé de se prononcer, aux débuts d'une angine, en faveur de la diphthérie. La marche subséquente de l'affection et les phénomènes généraux aideront le médecin à formuler son jugement, car aux débuts, l'angine diphthérique pourra être confondue avec une angine pultacée ou la scarlatine angineuse ; il ne faudra donc point se hâter de se prononcer pour l'une ou l'autre de ces affections.

Ces difficultés seront levées ou diminuées lorsqu'on aura présent à l'esprit, l'aspect de l'angine pultacée qui se montre sur les amygdales, l'arrière-gorge sous la forme de plaques blanches crêmeuses. — Ces plaques sont généralement transparentes laissant voir la muqueuse sous-jacente. Le caractère pathognomonique de cette angine est de ne pas se reproduire et d'être stationnaire, sans tendance à la généralisation.

Enfin le microscope lèvera les doutes lorsque le diagnostic ne pourra être formulé d'une manière précise, les pseudo-membranes pultacées étant exclusivement épithéliales, comme l'a démontré M. Peter, tandis que les membranes diphthériques sont constituées par de la fibrine. Elles sont d'un blanc grisâtre. Le gonflement ganglionnaire sera également un point qui attirera l'attention dans l'angine diphthérique. Son absence est presque toujours notée dans l'angine pultacée, qui s'accompagne généralement d'un état saburral des voies digestives et qui s'observe, comme l'a également fait remarquer le professeur Peter, dans les mauvais états généraux. — Enfin, si l'on prend un pinceau et qu'on le fasse promener sur la muqueuse de l'arrière-gorge et des amygdales, on enlèvera facilement les plaques crémeuses de l'angine pultacée, tandis que la plaque diphthérique est fortement adhérente au tissu sous-jacent. De là des signes qui permettront d'éviter les erreurs.

Il en sera de même pour l'angine scarlatineuse. Le lecteur n'aura qu'à se reporter aux pages 62 et 63 où le diagnostic entre les deux affections a été nettement établi dans des tableaux que j'ai dressés en regard l'un de l'autre. Nous pouvons néanmoins résumer ici en quelques lignes, les principaux caractères distinctifs qui doivent être recherchés surtout dans les phénomènes généraux. La scarlatine se caractérisant par une fièvre intense aux débuts, un exanthème cutané, fugace dans bien des cas, par des fausses membranes discrètes, jaunâtres, au lieu d'être d'un gris cendré comme dans la diphthérie, s'enlevant et ne se reproduisant pas après leur ablation, ou dans d'autres cas ayant un caractère marqué d'intermittence ; par l'albumine qu'on trouve dans les urines au moment de la desquamation épithéliale ; par l'aspect pointillé, uniforme de la langue qui est couleur « lie de vin » phénomène si cher à Trousseau qu'il lui suffisait pour établir le diagnostic « scarlatine » ; par les bubons qui ont de la tendance à s'abcéder dans cette fièvre éruptive ; enfin, par l'anasarque constante dans la scarlatine et *inconnue* dans la diphthérie, la scarlatine, dis-je, à l'aide de ces caractères sera aisément reconnue.

J'en passe ici bien d'autres à dessein (afin de ne pas prolonger cette énumération déjà longue), ceux que nous avons donnés plus haut, permettant d'établir le diagnostic. S'attacher à étudier les phénomènes généraux, à établir un parallèle entre les caractères des deux affections et comparer ceux de l'angine, discrète dans l'exanthème fébrile et envahissante dans la diphthérie, telle devra être la conduite du médecin.

De son tact dépendra le diagnostic. — Mais avant de terminer cette question en apparence si bénigne ici, il nous reste un mot à ajouter. Si le diagnostic peut, dans la plupart des cas, être fait à l'aide des préceptes sus-énoncés, il faut savoir que la diphthérie peut se montrer secondairement chez un sujet déjà affecté de scarlatine ; l'observateur prévenu ne méconnaîtra pas l'affection et ne s'exposera pas à laisser emporter son malade sans avoir combattu une angine diphthérique secondaire. Le diagnostic, dans ces cas, sera d'une difficulté vraiment grande : la règle de conduite du médecin sera la même pour arriver à l'établir.

Nous ne dirons rien de l'amygdalite, affection bénigne et qui ne peut guère être prise pour la diphthérie. Si aux débuts, on s'empressait de formuler un diagnostic on pourrait s'exposer à une erreur semblable. Elle ne serait d'aucun préjudice pour le malade ; mais on comprendra qu'il soit préférable d'attendre avant de se prononcer. — Nous avons dit précédemment en discutant les variétés d'angines que l'herpès du pharynx n'existait

pas plus que l'angine couenneuse commune, aussi n'y revien-
drons-nous pas.

Au sujet de l'importance du diagnostic entre la scarlatine et
la diphthérie, considérée dans ses rapports et ses résultats avec
le traitement, voir chapitre IV, pages 66, 67, 68.

Pronostic.

La diphthérie étant une maladie dont on ne peut jamais pré-
voir les conséquences finales, une angine en apparence bénigne,
de peu d'étendue, pouvant parfaitement devenir maligne, ou
prendre rapidement un caractère envahissant, on devra toujours
en réserver le pronostic.

Néanmoins, il est un symptôme qui, bien observé et noté chaque
jour, permettra, selon son élévation ou sa chute, d'espérer une
terminaison favorable ou annoncera une fin prochaine : —
c'est la *température du malade.*

J'ai déjà consacré un chapitre à cette étude intéressante (voir
plus haut page 26). Ainsi, lorsque le thermomètre, après
s'être élevé à un degré et demi ou deux degrés au-dessus
de la normale, aura une tendance marquée à regagner son point
de départ, qu'il s'agisse d'une angine ou d'un croup traité
médicalement ou par la trachéotomie, le pronostic sera éminemment favorable. Cette étude, bien comprise, jettera le plus
grand jour sur le pronostic de la diphthérie. — Nous nous
sommes attaché à la démontrer dans le chapitre que nous avons
consacré à l'étude de la température chez les diphthériques.

Après ce que nous venons de dire, il sera naturel de penser
qu'une température de 39 et 40° qui se maintient telle sans tendance à baisser, fera augurer différemment de la terminaison de la
diphthérie. Il en sera de même lorsque le thermomètre, sans
faire une ascension rapide, montera constamment de quelques

dixièmes de degrés pour se maintenir ensuite à un chiffre très-élevé. Le pronostic, sera dans ces cas, d'une gravité extrême.

L'espoir devra être conservé, au contraire, lorsque les phénomènes généraux et locaux s'amendant, la température accusera une chute graduelle et un retour vers 37°. La conservation des forces ou l'abattement des malades, l'âge du sujet, ses maladies antérieures, les diathèses, enfin, la diphthérie primitive ou secondaire, les maladies concomitantes ou les affections intercurrentes, feront, on le comprend, varier le pronostic, qui, devra, nous le répétons, être le plus généralement réservé, la diphthérie étant une maladie grave.

CHAPITRE VII

Si l'on s'est parfois avec raison élevé contre la théorie en médecine, prétendant que les résultats de la pratique étaient souvent en contradiction avec elle, il n'est pas moins vrai que la
théorie est, dans certains cas, d'une utilité incontestable, surtout lorsqu'elle est basée sur l'anatomo-pathologie et les phénomènes cliniques sainement interprétés. La diphthérie nous en
fournit un exemple frappant. C'est pour n'avoir pas assez tenu
compte de la théorie qu'on en est arrivé à une impuissance
presque absolue quant au traitement de cette affection. Soit que
les uns ne considérant que la fausse membrane, aient eu toute leur
attention attirée vers cette production, soit que d'autres n'aient
eu en vue que la septicémie possible et consécutive, ou que
ceux-ci ne se soient occupés qu'à placer leurs malades dans
des conditions qui leur permissent d'éliminer la diphthéric,
enfin que ceux-là n'aient cherché que le parasite accusé de la
produire, toujours est-il que ces divers observateurs sont arrivés au même résultat, je veux dire l'impuissance du traitement.

Pour le bien comprendre tel que nous l'avons institué, il sera
nécessaire d'avoir présente à l'esprit l'idée que nous nous fai-
sons de cette maladie. Nous devrons en effet y combattre les éléments catarrhal et septique, enrayer la production de la

fausse membrane, soutenir l'organisme et lorsque l'on aura affaire au croup, se préoccuper du rôle du système nerveux. De là donc des indications multiples, différentes, qui semblent devoir contrarier leurs effets, de là une apparence d'anomalie dans la médication, mais dont on saisira la justesse à mesure que nous arriverons à la thérapeutique.

Je ne passerai pas en revue toutes les substances qu'on a essayées contre la diphthérie. Le nombre en est vraiment trop considérable. Il me suffira d'indiquer celles qui méritent le plus d'attirer l'attention ; mais à propos de toutes, je ferai la même remarque, viz : la diphthérie étant une entité morbide, l'impossibilité à une substance d'agir effectivement contre elle ; il ne s'agit pas, par exemple, de détruire la fausse membrane pour enrayer la maladie ; ou encore de nourrir le malade afin de lui permettre d'éliminer le poison miasmatique dont son organisme est imprégné, pour le considérer comme devant guérir. Il n'en est malheureusement pas ainsi. Nous savons bien pourtant que certains malades, placés dans de telles conditions, ont guéri.

La nature médicatrice, nous objectera-t-on ! Assurément elle existe et nous sommes loin de vouloir lui nier toute influence ; mais à côté de ces cas heureux de diphthérie bénigne que tout médecin a pu observer, quel tableau pourrions-nous tracer de ces petits êtres que la mode actuelle laisse périr, grâce sans doute, à l'impuissance du traitement admise d'avance par un grand nombre de praticiens, et laisse périr, sans même en tenter un ? — Que d'enfants avons-nous vu soumettre au chlorate de potasse ou autre soit-disant spécifique, dont l'inefficacité est aussi grande que la vogue imméritée dont il a joui un moment ? que d'enfants, dis-je auxquels on instituait un tel traitement, avec du bouillon, du vin, etc., qui ne prenaient absolument rien et qui mouraient ainsi après une lutte de quelques jours, sans avoir absorbé le moindre médicament et à peine quelques gorgées de liquide destinées à les soutenir.

La diphthérie étant une entité morbide, il n'existe contre elle aucun spécifique. Il n'est pas douteux que certaines substances n'aient le pouvoir de détruire les fausses membranes ; mais nous savons aussi, d'autre part, que ces fausses membranes à peine détruites, désagrégées, dissoutes, peuvent se reproduire. En attaquant la diphthérie de cette façon on n'en traitera qu'une manifestation et l'on n'arrivera pas à résoudre la question complexe qui se pose au médecin. Il faudra donc recourir à une méthode qui embrassera dans son ensemble le complexus symptomatique et satisfera aux trois grandes indications de l'entité morbide qui a nom « diphthérie ». Ainsi comprise, on combattra avec le plus grand avantage cette terrible maladie et l'on n'aura pas la douleur de rester impuissant devant une endémie qui s'étend chaque jour et sème la désolation où il lui a plu d'élire domicile pour quelque temps !

Que découle-t-il des lignes qui précèdent ? Un enseignement qui n'est pas sans valeur, pensons-nous, c'est-à-dire l'impossibilité, la diphthérie reconnue entité morbide et fournissant plusieurs indications, l'impossibilité de la combattre par un médicament unique.

Il s'en trouve assurément parmi ceux qu'on a dirigés contre elle de très-recommandables, mais leur impuissance provenait de la multiplicité des indications à remplir. Telle substance qui prise à l'intérieur ou employée localement, arrivait à désagréger, à fluidifier les fausses membranes, à les détruire en un mot, ne pouvait s'opposer à la septicémie d'une part, et de l'autre combattre l'élément catarrhal. — C'est ainsi que dans le croup on ne songe qu'à la trachéotomie, négligeant complétement le spasme glottique, contre lequel on ne dirige aucune médication pas plus que contre la bronchite pseudo-membraneuse qui pourrait apparaître comme complication de l'angine ou même de la laryngite diphthérique.

Le problème ainsi posé, la diphthérie admise « entité morbide, à indications multiples », il ne s'agira pas d'employer tel ou tel médicament, jouissant d'une réputation mal acquise et qui conduit chaque jour à des catastrophes : une seule méthode pourra subir sans crainte le contrôle, c'est la médication rationnelle.

Nous avons insisté à dessein sur ce fait important afin de combattre les tentatives de guérison de la diphthérie faites à l'aide d'un médicament unique et qui le plus souvent ne peuvent que rester vaines. Prémunir le lecteur contre cette idée, c'est faire envisager la question sous son véritable jour.

Rejeter donc tout spécifique ou alexipharmaque de la diphthérie, le raisonnement basé sur les données scientifiques indiquant qu'il n'en existe pas, tel sera le premier soin du médecin.

Sera-t-il donc désarmé contre ce fléau ? On peut répondre sans crainte par la négative ; mais avant d'aller plus loin nous placerons ici quelques-uns des médicaments qui ont été le plus employés jusqu'à ces derniers temps.

On les a divisés en *Modificateurs locaux* et *généraux*. C'est ainsi qu'on trouve parmi ces derniers, le chlorate de potasse qui a été très-employé. Déjà en 1853, le docteur Douet (1) s'exprimait de la façon suivante dans sa thèse : « A beaucoup d'autres médicaments tombés dans un discrédit mérité, l'amour des nouveautés ou le désir de paraître faire quelque chose, lorsqu'on n'agit pas, a substitué le chlorate de potasse dont les louanges ont été célébrées sur tous les tons et l'inaction accusée sous bien des formes. »

Nous n'avons que peu de chose à ajouter à ces lignes qui résument fort exactement notre pensée. Le chlorate de potasse qui s'emploie avec avantage contre les affections de la bouche, même dans certaines angines légères, telles que l'amygdalite simple ou folliculeuse, l'angine catarrhale, l'angine pultacée, est impuissant dans la diphthérie. C'est probablement à des

---

1. *Considération sur le traitement de l'angine couenneuse et du croup.*

erreurs de diagnostic où l'on prenait une de ces angines pour une pharyngite diphthérique légère, qu'est due la vogue dont il a joui un moment.

Il en est de même des alcalins qui, employés seuls, sont tout aussi inefficaces. Les sels de soude, le bicarbonate, le borate entre les mains de certains médecins auraient donné des résultats ; tandis qu'ils auraient constamment échoué dans celles d'autres praticiens, moins habiles (?) sans doute à les manier ! La vérité est qu'utiles en tant qu'agents éliminateurs du poison diphthérique, ils seraient impuissants à combattre seuls la diphthérie. Leur action demande à être aidée de celle d'autres agents. Nous signalerons pourtant à l'attention médicale le salicylate de soude, encore peu connu et dont l'emploi n'est pas exempt d'un certain danger. En effet, je me rappellerai toujours une enfant de 5 à 6 ans, atteinte d'une énorme angine diphthérique, qui avait été soumise à une dose de 6 grammes de salicylate de soude par jour et qui mourut subitement au bout du troisième ou quatrième jour de ce traitement, alors que les phénomènes du côté de la gorge s'étaient notablement amendés.

Ce fait ne m'étant pas personnel, on comprendra que je n'entre pas dans plus de détails. A quoi peut être attribuée la mort dans ce cas ? Est-ce à la dose de 6 grammes de salicylate qui paraît élevée pour un enfant de cet âge ? Je ne fais que poser la question, ne désirant pas la discuter. J'ajouterai seulement que je ne suis pas le seul qui ait rapporté des cas de mort subite pendant le cours d'une angine diphthérique. Ces faits ont été quelquefois observés ; mais dans le cas présent il s'agit du traitement par l'acide salicylique et le salicylate de soude ; aussi pensons-nous qu'on devra surveiller attentivement son malade lorsqu'on le soumettra à cette médication et mieux dirons-nous, s'il ne peut obtenir de bénéfices qu'à l'aide d'une si haute dose (5 à 6 grammes) nous n'en conseillerons pas l'emploi.

L'émétique préconisé par M. Bouchut a donné à ce maître

des résultats satisfaisants. D'autres l'ont employé après lui et n'auraient pas eu lieu de s'en louer vu la prostration dans laquelle auraient été plongés les malades à la suite de l'administration de ce médicament.

Mais comme le recommande l'auteur on ne doit point faire boire les malades qui ont pris de l'émétique, lorsqu'on désire obtenir une action contro-stimulante, sous peine de provoquer une superpurgation, de l'abattement, de la perte des forces qui doivent être évités à tout prix dans la diphthérie. De là donc un traitement quelque peu difficile, surtout si les enfants auxquels il s'adresse sont gâtés, il produira souvent alors l'effet opposé à celui qu'on se propose. Peu de mères (nous pourrions dire aucune), résisteront au désir que manifestera leur enfant malade de prendre quelques gorgées d'eau ou de tisane quelconque et l'action contro-stimulante sera détruite. Ce mode de traitement, malgré les résultats qu'il semble pouvoir donner, sera donc encore rejeté par le plus grand nombre des médecins, son action ne pouvant être limitée dans la clientèle privée surtout. Elle conviendra mieux dans un asile nosocomial où la prescription du chef de service sera, je ne dis pas mieux exécutée, mais suivie avec plus de rigueur.

Je ne parlerai que pour mémoire des vomitifs dont l'action est toute mécanique. Utiles au début, pour combattre la phlegmasie, ils ne devront être employés qu'avec modération pendant le cours d'une angine diphthérique ; ils fatigueraient autrement les malades par les secousses qu'ils impriment à l'organisme. Nettement indiqués lorsque les fausses membranes commencent à se détacher, ils aideront puissamment alors à les faire expulser ; mais je le préfère de beaucoup dans le croup comme je le dirai plus tard.

Nous terminerons cette série de modificateurs généraux par quelques lignes sur les balsamiques et notamment sur le copahu et le cubèbe autour desquels il a été fait beaucoup de bruit à propos du traitement de la diphthérie pendant ces dernières années. C'est M. le docteur Trideau, d'Andouillé, qui en a été le promoteur.

Frappé comme tous de l'impuissance du traitement, cet auteur considérant la diphthérie comme un catarrhe des muqueuses, offrant quelque analogie avec la blennorrhagie par exemple, imagina de lui opposer les balsamiques et dans une série d'observations que contient son mémoire, M. Trideau aurait obtenu des résultats tels que la diphthérie serait combattue avec le plus grand succès. Nous ne voulons aucunement mettre en doute les observations de l'auteur, mais nous lui ferons les mêmes remarques que MM. Bastien et Sanné qui ont fort bien réfuté ses conclusions, viz : que les observations contenues dans un travail ne donnent aucune description de la maladie que M. Trideau appelle « angine couenneuse et croup. »

Les vingt-six observations de M. Trideau, dit M. Bastien (1), se résument en ceci : *je suis appelé pour voir un enfant qui a un peu de fièvre et qui tousse, je reconnais les signes d'une angine couenneuse. Je prescris les balsamiques, et l'enfant est guéri au bout de trois ou quatre jours de traitement.*

Et plus loin : Il ne suffit pas, dit-il, de faire un diagnostic *in petto*, surtout si l'on doit faire de ses observations le sujet d'une communication de l'importance de celle-ci. Il faut que le diagnostic ressorte de lui-même des observations, car la critique ne peut tarder à placer son mot.

Je reconnais une « angine couenneuse », mais à quels signes ? A peine est-il parlé quelquefois d'engorgement ganglionnaire sous-maxillaire. Quant au mode d'invasion de la maladie si insidieuse dans son début, pas un mot ! Rien non plus dans l'aspect du malade, aspect qui frappe pourtant presque toujours l'œil de celui qui a quelque habitude de ces maladies, etc.

1. *Quelques réflexions sur le traitement de la diphthérie en général et sur les balsamiques en particulier.* Page 17. Paris, 1874.

On le voit, ces quelques lignes suffisent pour démontrer les justes remarques, la fine critique de M. Bastien qui recevra l'approbation générale et à laquelle nous nous associons pleinement. Malheureusement le traitement par les balsamiques que son auteur préconise à un si haut point, n'a pas fourni les mêmes succès aux médecins de Paris qui l'ont expérimenté dans les hôpitaux ou en ville.

En ce qui me concerne, dit M. Sanné (1), bien que j'aie employé ce système dans bien des cas, je puis dire que je n'en ai jamais observé d'action bien prouvée. Telle est aussi l'opinion de M. Barthez.

En résumé, l'efficacité des balsamiques n'est pas assez démontrée pour qu'on soit en droit d'imposer ces médicaments aux répugnances des malades. Leur emploi d'ailleurs n'est pas sans inconvénient.

M. Bastien (2) ayant fait des recherches sur le résultat du traitement de la diphthérie par le cubèbe et le copahu, conclut ainsi : « Je constatai à mon grand regret que les diphthériques soumis à l'usage des *balsamiques* nous étaient enlevés tout aussi bien et dans les mêmes proportions que les enfants qui subissaient un autre traitement. — Je commençai dès lors à douter et bientôt le doute fit place à la conviction ; les *balsamiques* étaient aussi impuissants que les autres médicaments. »

Ne voulant point me faire une opinion sur la valeur de ce traitement, d'après celle d'autrui, j'ai expérimenté, comme on le verra dans les observations II et III, les balsamiques, d'après le système de M. Trideau, employant sa formule et suivant de tous points ses indications, et j'ai le regret d'avouer ici que *jamais* le succès n'a répondu à mon attente. Peut-être pourrat-on supposer que je me suis laissé décourager par un ou deux premiers insuccès. — Il n'en est rien. J'ai suivi également les

1. Ouv. cit. page 402.
2. Voir page 7.

tentatives faites par d'autres médecins qui sont arrivés au même résultat négatif.

Enfin, une autorité en pareille matière, un des maîtres les plus éminents, M. Henri Roger, vient, dans son rapport général sur les prix décernés par l'*Académie de Médecine* en 1877, de porter un jugement définitif, je pense, sur ce traitement.

Après avoir dit que le traitement de la diphthérie par le cubèbe, dépassa l'attente de M. Trideau, ainsi s'exprime le savant rapporteur :

« A Paris, *inœre Parisiensi*, les médecins d'hôpitaux d'enfants où la diphthérie sévit cruellement et en permanence, n'ont pas été aussi heureux ; le traitement par le cubèbe, qui doit être administré à très-hautes doses, leur a paru difficile, et trop souvent il est rendu impossible par l'indocilité des petits patients ; en vain comme le poète, j'enduisais de miel les bords du vase, l'enfant rebelle refusait invinciblement de boire la vie avec l'amer breuvage. »

M. Sanné a parlé des inconvénients des balsamiques au point de vue de leurs effets purgatifs. J'ajouterai de plus que je ne comprends pas comment l'on puisse soumettre de petits malades dont le rein, déjà congestionné, fonctionne mal, à l'usage d'un médicament dont il faut absorber des doses considérables et dont l'élimination se fait surtout par le rein. N'a-t-on pas vu des individus porteurs d'une blennorrhagie qu'ils voulaient faire avorter (*sic*), prendre des balsamiques à hautes doses, et être atteints d'albuminurie, sous la seule influence de cette médication ? — L'albuminurie est passagère, il est vrai, dans ces cas ; mais est-il bien logique de surajouter une congestion par l'ingestion d'une grande quantité de copahu et de cubèbe, à celle qui existe déjà dans le rein et qui peut même aller jusqu'à la néphrite parenchymateuse ? Il suffit de poser la question pour ne point se croire autorisé à faire absorber aux petits malades, une dose si massive de balsamiques.

Voici, en effet, les formules de l'auteur. « Pour un enfant de 6 ans, depuis 12 jusqu'à 20 grammes de cubèbe dans les vingt-quatre heures, suivant la gravité de la maladie.

Et plus loin (1) « Pour les adultes, 25 à 30 grammes de poivre cubèbe dans les 24 heures également dans un julep, etc.

Si la maladie offre beaucoup de gravité, je fais donner en outre, dans les 24 heures, 20 à 30 pilules dont voici la formule :

Copahu solidifié officinal........... 30 centigr. ⎫ pour
Cubèbe........................ 20 »   ⎬ 1 pilule

Enfin, on lit pages 54 et 55 : « Voici les doses que j'emploie habituellement chez les jeunes enfants :

1° De huit mois à un an, 8 grammes de cubèbe chaque jour.

2° De deux à trois ans, 10 à 15 grammes dans les 24 heures. »

Nous avons tenu à transcrire ici les formules de l'auteur, afin de prouver que ces doses sont massives, et que seuls les balsamiques absorbés en si grande quantité peuvent congestionner le rein et laisser transsuder l'albumine du sang dans l'urine. — Cette unique considération mériterait à notre point de vue, d'arrêter le praticien ; aussi, étant reconnue l'impuissance des balsamiques dans le traitement de la diphthérie, admise par nous comme par un grand nombre d'auteurs, parmi lesquels se trouvent des plus compétents, et tenant compte des inconvénients de l'administration de ce médicament, nous n'en conseillerons point l'emploi.

Je sais bien qu'on fait usage de préférence aujourd'hui, de l'extrait oléo-résineux de cubèbe à dose moindre ; mais nous ne maintenons pas moins notre jugement, quant au traitement de la diphthérie par les balsamiques qui n'ont, selon nous, aucune

1. Ouvr. cit. p. 47.

action nettement déterminée et qui ne peuvent suffire aux diverses indications de cette maladie.

L'auteur même de cette médication nous le laisse d'ailleurs pressentir, lorsqu'il écrit page 53 : « Le cubèbe guérit très-bien dans la période inflammatoire, mais il reste *le plus souvent impuissant* à guérir la période septique (1). »

Nous pourrions citer un grand nombre de modificateurs généraux, mais comme ils ont été peu employés dans la diphthérie, nous ne les mentionnerons pas ici et terminerons par le borate de soude qui aurait réussi entre les mains de quelques expérimentateurs à détruire les pseudo-membranes de la diphthérie. Ce sel qui a fourni à M. Dumas le sujet d'une communication à l'*Académie des Sciences* en 1872, a été particulièrement étudié par le professeur Giovanni Polli (2) qui lui a reconnu des propriétés antiseptiques telles que cet auteur n'hésite pas à le placer à côté de l'acide phénique. Je ne puis qu'appeler l'attention des praticiens sur l'acide borique et son sel sodique, ne les ayant pas expérimentés plus d'une fois dans un cas où ils ont été absolument sans action contre les pseudo-membranes diphthériques, et où je fus obligé de recourir à mon traitement. L'observation VI donnera des explications à ce sujet.

Ce médicament comme le salicylate de soude me semble pourtant devoir être placé, dans le traitement de la diphthérie, bien au-dessus de ceux que nous avons passés en revue, tels que les balsamiques ou autres, car par leur action sur la fausse membrane et leurs propriétés antiseptiques ils peuvent satisfaire à deux des indications du traitement. — Néanmoins nous pensons qu'ils ne sauraient suffire dans certains cas, dont la gravité n'est pas moindre et où dominera l'élément catarrhal.

Modificateurs locaux. — Nous nous y arrêterons peu,

1. Ces lignes ont été soulignées par nous.
2. *Des propriétés anti-fermentatives de l'acide borique et de ses applications à la thérapeutique,* Paris 1877.

n'étant pas partisan de cette pratique, comme nous l'avons déjà dit dans le chapitre I, l'expérience ayant prouvé qu'on n'arrive pas à enrayer par ce moyen la production des fausses membranes et qu'on ne modifie pas plus la muqueuse. La cautérisation étant toujours très-douloureuse, et ses résultats restant nuls la plupart du temps, doit être proscrite, car ce moyen si pénible au malade et à son entourage, ne fait qu'ébranler le système nerveux des petits diphthériques, par la lutte à laquelle il faut se livrer pour arriver à faire pénétrer le caustique dans la gorge. Elle ne fait que surajouter une nouvelle douleur à celle qui existe déjà et qui est causée par la phlegmasie première. La cautérisation, de quelque façon qu'elle soit pratiquée, viz : par le crayon, solution caustique ou par les acides, sera donc absolument rejetée.

Il n'en sera pas de même des irrigations qui seront utiles à un double point de vue : d'abord pour rafraîchir les surfaces enflammées, pour nettoyer ensuite la gorge et détacher les débris de fausses membranes. — On pourra le faire avec des substances émollientes comme l'eau de lin, de guimauve ou toute autre ; d'autres fois, ce seront des solutions légèrement astringentes ou styptiques dont l'action tonifiera la muqueuse ; les alcalins, l'eau de Vichy ou simplement une solution de bicarbonate de soude sera aussi recommandée ; enfin, lorsque l'élément septique sera prédominant, on se servira avec avantage des solutions d'acide phénique au millième, d'acide salicylique dans la proportion d'un à deux pour cent : le borate de soude trouvera aussi dans ce cas son indication ; la dose pourra être plus forte avec ce sel. Il en est de même du coaltar et autres antiseptiques.

Mais qu'on ne l'oublie pas, ce ne sont que des adjuvants du traitement, selon nous, et les malades qui y seraient soumis à l'exclusion de la médication interne et générale seront dans la majorité des cas graves, condamnés à périr. — Car, comme je

l'ai dit précédemment, quoiqu'ils aient été suivis de quelques
succès, ces moyens isolés, doivent rester vains. — J'ai donné
les raisons qui m'avaient fait douter de la médication dirigée
jusqu'ici contre la diphthérie, après avoir observé cette affection
avec tout le soin possible, et c'est de cette étude que nous
avons été amené à envisager la diphthérie comme une entité
morbide, offrant un complexus symptomatique aux indications
multiples. — C'est pourquoi nous avons cru devoir nous élever
contre les prétendus spécifiques de la diphthérie, lui préférant
une médication rationnelle.

Le traitement de la diphthérie puisera donc ses indications
de l'ordre des affections dans lequel nous l'avons placée, de la
nature de la maladie, et enfin de l'état général du malade.

Envisagée par nous comme une affection catarrhale, de
nature spécifique, laquelle a pour résultat, par le trouble qu'elle
apporte dans l'acte sécrétoire, non pas une exagération de la
sécrétion muqueuse, mais un produit spécial, plastique, qui est
la fausse membrane, le traitement de la diphthérie sera d'abord
dirigé contre l'élément catarrhal, qui généralement apparaît le
premier dans le plus grand nombre de cas et comme par la loi
de Stokes, l'inflammation de la muqueuse lorsqu'elle a quelque
durée, paralyse le plan musculaire sous-jacent, nous avons pensé
à employer contre la phlegmasie pharyngée, en même temps
que des boissons tièdes, émollientes, des substances légèrement
acides pour tonifier la muqueuse et parmi elles nous avons
choisi de préférence les substances végétales.

Enfin, dans le nombre, le citron nous a paru remplir toutes
les conditions désirables. Il n'était pas indifférent néanmoins
de faire usage de toutes ses parties constituantes. On sait, en
effet, qu'elles n'ont pas les mêmes propriétés médicales. C'est
ainsi que selon Delioux de Savignac (1), « l'huile essentielle

1. *Dict. encyclop. des Sc. méd.* Tome XVIII, 1re partie, 2e série, p. 595.

et la couche extérieure de l'écorce qui la recèle, agissent à la manière des stimulants diffusibles ; la couche intérieure, blanche et spongieuse, ainsi que les semences, sont comparables aux toniques amers. Le suc doit son action la plus manifeste à ses principes acides, et particulièrement à l'acide citrique ; mais en tenant compte du mucilage, de l'albumine végétale, de la cellulose et de quelques sels qu'il contient, il représente une sorte d'aliment acidulé. — L'acide citrique agit, comme la plupart des acides végétaux, comme tempérant et rafraîchissant ; c'est-à-dire, qu'il modère le mouvement circulatoire, diminue la production de chaleur animale, excite la diurèse, etc. »

Et plus loin « l'acide citrique n'est nullement astringent, comme on le lit dans beaucoup d'auteurs ; il ne coagule point l'albumine, il la maintient dissoute au contraire. Il ne peut condenser les liquides organiques, ni dans les vaisseaux, ni à la surface des plaies. Mais il est irritant, et l'irritation qu'il détermine sur les tissus peut occasionner un certain effet astrictif. En outre, comme il est détersif, fluidifiant, il peut procurer deux sortes d'avantages par son application sur les plaies et sur celles qui affectent les muqueuses ; si celles-ci, comme cela arrive souvent, ou d'autres sur divers points de la peau, sont couvertes d'exsudats membraniformes, il les modifie, il les déterge par son action chimique ; par son action physique, il les excite, il les tonifie, et des deux manières il concourt aux actes salutaires de la cicatrisation.

Quel agent plus puissant avons-nous à opposer à cette affection ? Nous y retrouvons en effet un tonique amer, tempérant et rafraîchissant, modérant le mouvement circulatoire, diminuant la production de chaleur animale, et excitant la diurèse.

Il ne peut enfin condenser les liquides organiques ni dans les vaisseaux, ni sur les plaies et par ses actions chimiques et physiques, il les déterge, les tonifie et favorise la cicatrisation.

Ne sont-ce pas là les principales indications à combattre dans

la diphthérie ? Aussi, pourrions-nous comparer pour sa composition, le citron ou plutôt son suc aux eaux minérales dont on
connaît la composition, mais que la chimie est inapte à reproduire.
— Je serai donc moins exclusif que l'auteur de l'article du
Dict. Encyclopédique, cité plus haut et j'attribuerai les propriétés du citron, non à l'acide citrique seulement, mais à l'ensemble de ses éléments divers, à sa composition complexe sur
laquelle la chimie n'a pas dit son dernier mot.

Le suc de citron contient en effet, suivant Proust (1) : « Acide
citrique 1.77 ; Principe amer, Gomme et acide malique 0.72 :
Eau, 97.51.

Dans la partie blanche et spongieuse, de l'écorce du citron,
Lebreton a trouvé un principe amer, l'*hespérédine*. Bernays en
a trouvé un autre, la *limonine*, dans les semences.

Ces substances sont-elles étrangères à l'action du citron ?
Quelle valeur enfin attribuer aux sels de potasse de soude, de
chaux et de magnésie, à l'oxyde ferrique, aux acides phospho-
rique et sulfurique, au chlorure de sodium et à la silice qui
entrent dans la composition du citron ?

La valeur réelle de chacune de ces substances agissant dans
ce cas, non isolément, mais en combinant leurs effets, en unis-
sant leurs diverses actions, nous admettrons donc que le citron
agit non par l'acide citrique qu'il contient, mais comme une
sorte de médicament naturel, comparable dans une certaine mesure aux eaux minérales.

Après avoir satisfait à la première des indications de la diphthérie, c'est-à-dire combattu le catarrhe et tenté de diminuer
la sécrétion muqueuse, il fallait faire disparaître les fausses
membranes, les fluidifier plutôt, car il nous eût été facile de les
détruire par la cautérisation : mais nous avons dit que ce moyen
ne faisait que surajouter de l'irritation, de la douleur à celle

1. Loc. cit.

qui existe déjà : aussi l'avons-nous rejeté, préférant joindre à l'action du citron les sels de soude, l'eau de chaux, les alcalins en un mot, qui pris à l'intérieur, répondent parfaitement à cette indication. Enfin contre l'élément septique, le phénol sodique de Bobœuf, connu pour ses propriétés désinfectantes et se trouvant à la portée de tous, était nettement indiqué.

C'est ainsi que nous avons été amené à formuler une mixture que l'on trouvera plus bas. Mais d'abord, comme dans tout état catarrhal, se rencontre une névrose de la sensibilité, nous avons uni dans une pommade un antispasmodique, le camphre qui à lui seul, forme d'après M. Bouchardat, un type bien tranché parmi ces agents, nous l'avons uni à un baume, le benjoin, connu comme tout balsamique, pour ses propriétés anti-catarrhales.

Voici le traitement de la diphthérie, tel qu'il a été institué par nous :

1° Toutes les deux heures, frictionner largement toute la poitrine, le devant, les côtés du cou et le dos du malade avec la pommade suivante :

> Axonge. . . . . 75 grammes
> Camphre. . . . . . . 25 —
> Teinture de benjoin . 4 à 8 gram.
> M. S. A.

Il sera utile de répéter exactement les frictions toutes les deux heures, surtout lorsque les enfants sont jeunes (de 1 à 4 et 5 ans) et lorsque dominera chez eux l'élément catarrhal. On sait en effet combien la glotte des enfants est susceptible ; aussi, en agissant de la sorte, placera-t-on le malade dans les meilleures conditions pour supporter le croup, si le larynx était envahi par la diphthérie. Un baume uni à de l'axonge d'une part contre l'élément catarrhal, et un anti-spasmodique de l'autre, pour combattre le spasme de la glotte, qui est une des conséquences du croup, voilà les conditions, me semble-t-il, qu'il fallait opposer aux éléments catarrhal et nerveux qu'on rencontre dans la diphthérie et surtout dans celle du larynx.

2° Faire prendre au malade *toutes les demi-heures*, 1 cuillerée à café (ou à dessert selon l'âge) de la mixture ci-dessous formulée, qu'on aura soin de faire tiédir au bain-marie, au moment de l'administrer.

Jus de citron (finement exprimé) 300 grammes (1)
Donc :

    Jus de citron....................   300 grammes

Ajoutez-y :

    Chlorure de sodium............⎫
    Sulfate de soude...............⎬ ââ 10 grammes
    Miel blanc.....................   15   —

Faites chauffer le tout au bain-marie, à une température voisine de l'ébullition, pendant 25 minutes.

Filtrez et ajoutez :

    Saccharate de chaux............. 2 à 4 grammes

Agitez, laissez refroidir.
Et ajoutez :

    Phénol sodique de Bobœuf............. XXX gouttes
    F. S. A. (e)   —

3° Dans l'intervalle, donner aux malades des boissons émollientes, viz : eau de graine de lin, de guimauve. Beaucoup de lait.

4° Lorsque les malades seront plus âgés et que la diphthérie présentera des caractères de bénignité, on pourra se contenter de faire gargariser le malade et ne lui faire prendre la mixture à l'intérieur qu'une fois toutes les heures ou même toutes les deux

1. Ne pas négliger d'enlever l'écorce des citrons avant d'exprimer le jus.
2. Il est des cas où je fais ajouter à ce qui précède une ou deux petites cuillerées d'alcool de Montpellier.

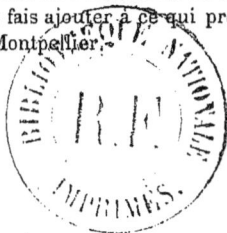

heures, selon les cas, c'est-à-dire qu'il se gargarisera toutes les heures et prendra de même la mixture. De cette façon, il alternera une fois le gargarisme et une autre fois la mixture ou bien il se gargarisera trois fois dans une heure et demie et prendra la mixture à la quatrième demi-heure.

5° Si les lèvres et le pourtour des ailes du nez présentent des fausses membranes, les toucher toutes les 10 ou 15 minutes, avec un pinceau imbibé de mixture.

6° Les malades devront êtres tenus chaudement, le cou, la poitrine et le dos recouverts d'une épaisse couche de ouate.

7° Soutenir, autant que possible, les forces du malade. Lui faire prendre du lait (la plus grande quantité qu'il pourra absorber, tous les malades l'acceptent dans la diphthérie), des potages et des bouillons, si les diphthériques ne les repoussent pas (1).

8° Ne point cautériser la gorge. On pourra permettre aussi aux malades des petits morceaux de glace qu'ils tiendront dans la bouche.

Les vomitifs pourront être employés comme adjuvants du traitement lorsque les fausses membranes commenceront à se détacher ; ils contribueront puissamment à l'expulsion de celles-ci et débarrasseront le malade. Mais on ne devra pas les répéter souvent, les secousses qu'ils impriment à l'organisme ne pouvant qu'ébranler le système nerveux des petits diphthériques et les plonger dans l'abattement.

9° Deux fois par jour, aérer la chambre du malade.

Enfin, dans tous les cas, et surtout dans ceux où les urines présentent de l'albumine en quantité notable, je recommande en même temps, le lait additionné d'une faible dose de bicarbo-

---

1. Ces mots « ne les repoussent pas » pourront paraître une remarque étrange. C'est la première idée qui vient en effet à l'esprit ; mais lorsqu'on aura observé un grand nombre de diphthériques, on verra que le bouillon est un des liquides que les petits malades prennent avec le plus de difficulté. Quelle en est la raison ? A d'autres de résoudre la question.

nate de soude ou pur. Il est essentiel que les malades en prennent, car la diurèse est augmentée et souvent j'ai vu l'albumine des urines diminuer sous sa seule influence.

Je préfère de beaucoup le lait comme aliment, d'abord, parce qu'il n'est jamais refusé par les enfants *dans la diphthérie.* Je ne pourrais dire à quoi tient cette préférence, peut-être est-elle due au mauvais goût de ma mixture, ou encore au soulagement que procure ce liquide dans la bouche des enfants qui le gardent volontiers quelques minutes avant de l'avaler. Je ne parle pas ici, bien entendu, des tout petits enfants qui n'ont pas de connaissance.

J'ajouterai à ceux qui voudraient m'opposer la répugnance de certains petits malades que j'ai été témoin du fait suivant :

Je fus appelé à voir, il y a deux ans environ, un enfant de 5 ans auquel un confrère étranger avait administré, dans la crainte d'une congestion cérébrale (?) un gramme de calomel, divisé en paquets de 0 gr. 10 centig. à prendre toutes les heures. C'est dans la nuit que le petit malade subit cette médication.

Le lendemain, lorsque j'arrivai près de lui vers 2 heures P. M., je le trouvai debout entre les jambes de sa mère qui lui soutenait la tête. Devant l'enfant, un crachoir où ne cessait de couler la salive du petit malade.

Celui-ci, quoique très-fort, était pâle, ne parlant pas ; la voix était éteinte ; la toux rauque, les ganglions sous-maxillaires engorgés. Enfin, il avait de la fièvre et repoussait aussi bien tout aliment que les médicaments.

A l'examen de la gorge, je trouvai les amygdales, le pharynx, la luette, de même que la langue et les côtés de la bouche, recouverts d'eschares blanchâtres, simulant de tous points les plaques de la diphthérie. J'étais, je l'avoue, quelque peu hésitant ? Quel diagnostic porter en effet ?

J'appris que la salivation avait commencé depuis le matin de même que les autres phénomènes du côté de la bouche ; que dans la nuit, le médecin avait craint (*sic*) une congestion cérébrale. Néanmoins, les douleurs du côté de la bouche étant très-vives et les parents m'assurant que le petit malade ne prendrait jamais de potion, etc., etc., j'ordonnai de le soumettre au lait, de lui en donner telle quantité qu'il voudrait. — Jamais il n'en prendra, me fut-il répondu, il ne l'aime pas. J'insistai disant qu'il l'accepterait cette fois.

Ce ne fut pas sans difficulté que l'enfant se laissa convaincre. Les premières tasses lui parurent fort désagréables; mais après en avoir bu quelques gorgées, le soulagement éprouvé était si notable, qu'il demanda à en avoir constamment près de lui.

Je voulus y faire ajouter du chlorate de potasse, afin de diminuer la salivation : mais je dus y renoncer, la quantité prise, ainsi préparée, étant bien moindre. Je préférai donc lui laisser le bénéfice de la quantité qu'il absorbait avec tant de plaisir.

Puisse ce fait faire méditer ceux qui se laisseraient arrêter par la répugnance des enfants.

Deux ans après, cet enfant ne pouvait pas encore se passer d'une tasse de lait, matin et soir.

Revenons maintenant au traitement. Cette médication suivie exactement nous a donné, dans des cas désespérés, nous pouvons l'affirmer hautement, puisque M. Archambault nous avait abandonné un de ses malades (lire l'Obs. IV), condamné par lui à périr dans les 24 heures, nous a donné, dis-je, les résultats les plus satisfaisants. — L'enfant qui fait le sujet de cette observation, peut servir de type, puisqu'à lui seul il a réuni à trois jours d'intervalle les trois modalités les plus ordinaires de la diphthérie; viz : l'angine d'abord, le coryza, puis le croup avec la bronchite pseudo-membraneuse, tous ces caractères diagnostiqués dans un service d'hôpital, aussi important, l'expérimentation ayant pu être suivie et contrôlée par tous. Aucun doute donc à conserver sur le diagnostic, pas plus qu'on n'en peut concevoir sur la guérison opérée sous l'influence du traitement.

Nous engageons donc vivement ceux de nos confrères qui

voudraient nous faire cet honneur à employer notre traitement tel qu'il a été consigné ici, et à nous en transmettre les résultats.

Il est une recommandation que je ne crois pas devoir négliger ; c'est de soigner les enfants *nuit* et jour, tant que la convalescence n'est pas nettement établie. C'est une véritable torture, qu'on me permette le mot, à leur infliger. Que de fois en effet avons-nous vu guérir des petits malades qui certes eussent péri si on leur avait accordé seulement six ou huit heures de repos. Qu'on ne craigne donc pas de troubler leur sommeil pour leur faire prendre la mixture toutes les heures ou toutes les demi-heures, la diphthérie étant souvent une maladie foudroyante, qui ne laisse pas le temps de soigner.

Cette pratique qui m'a constamment réussi est digne, je le pense, de fixer l'attention ; aussi, ai-je cru devoir la signaler, n'ayant d'autre but que celui d'être utile.

Je ferai remarquer en même temps l'extrême simplicité du traitement. Prendre en effet une cuillerée de liquide toutes les heures ou toutes les demi-heures, et faire une friction toutes les trois ou quatre heures, quoi de plus banal !

En résumé donc, médication rationnelle ; simplicité du traitement ; éloignement de la pensée des mères de ces deux spectres, viz : la cautérisation et même, dans certains cas, la trachéotomie, si la diphthérie du larynx est combattue dès le début ; telle est la pierre que nous avons essayé d'apporter à l'édifice !

Je dois prévenir ici une objection qui me sera sans doute faite. Mais me dira-t-on, cette médication n'est applicable que dans la diphthérie du pharynx. Cette proposition me conduit naturellement à soulever la question du traitement du croup, viz : s'il doit être médical ou chirurgical.

Quoiqu'il n'entre pas dans le plan que je me suis tracé d'aborder la question de la trachéotomie, il m'est impossible de n'en pas dire un mot, non au point de vue du manuel opératoire que des maîtres éminents, devant l'autorité desquels tous s'inclinent, nous ont parfaitement décrit, mais au point de vue du traitement du croup.

La trachéotomie en est-elle véritablement le traitement par excellence, ou n'intervient-elle que comme un puissant adjuvant à une période déterminée de cette affection ? En ouvrant la trachée et en facilitant dans le poumon, l'accès de l'air qui ne peut plus pénétrer par les voies naturelles, traite-t-on la diphthérie ou ne place-t-on le malade que dans des conditions qui lui permettent de vivre et d'éliminer la diphthérie ?

Il suffit de poser ces questions pour les voir résolues. — Et d'abord, on doit distinguer selon nous dans le croup (toujours au point de vue thérapeutique) deux périodes très-distinctes : la première, d'état et d'augment ; la deuxième d'accès et d'asphyxie.

A chacune de ces deux périodes convient un traitement différent. — A celle d'état et d'augment doit être appliqué le même que dans la diphthérie du pharynx. Et pourquoi changer de médication ? N'est-il pas prouvé aujourd'hui que ces deux affections, angine et laryngite diphthériques, ne diffèrent que par l'organe affecté ? Pourquoi alors leur opposer une médication différente ?

Il n'en sera plus de même lorsqu'on se trouvera d'emblée en présence de la seconde période. L'indication de pratiquer la trachéotomie devient ici formelle et nul ne doit se soustraire à cette obligation, lorsqu'il sera appelé dans ces conditions.

Mais l'asphyxie conjurée par l'opération, le médecin doit-il se contenter de veiller à la plaie et tâcher de soutenir son malade ?

Cette pratique que l'on a trop de tendance à suivre actuellement donne des résultats déplorables. — Il suffit de jeter un coup d'œil sur les statistiques qui ont été publiées dans les dix dernières années pour se convaincre qu'on ne sauve qu'un enfant sur 4 et même 5 opérés.

Écoutons un instant les paroles empreintes de tristesse de nos devanciers et maîtres :

« Depuis plus de dix ans, dit M. Ernest Besnier dans son *Rapport sur les maladies régnantes*, fait à la Société médicale des hôpitaux dans la séance du vendredi 11 mai 1877, je ne cesse d'appeler publiquement l'attention sur la progression constante de la diphthérie à Paris, j'ai signalé sans me lasser l'augmentation égaloment progressive de la moyenne mortuaire malgré les perfectionnements apportés au traitement de cette affection et notamment malgré la trachéotomie. »

M. Cadet de Gassicourt donnant le relevé des cas traités dans son service à la même époque, s'exprime ainsi :

« Sur 21 cas de diphthérie, 13 sont morts.

Tous les croups au nombre de 12 ont été opérés, 11 sont morts.

M. Bergeron : 74 diphthériques dont 52 atteints de croup ; *un* seul a guéri *sans opération*, les 51 autres ont subi la trachéotomie, 6 seulement sont sortis guéris, 43 ont succombé ; ce qui donne pour l'ensemble des croups une proportion de 82 0/0, et pour les *opérés*, celle de 84 0/0. Des 22 enfants atteints d'angine exclusivement pharyngienne, 15 ont succombé, soit une mortalité de 68 0/0.

Hôpital des Enfants Malades. — M. Labric : *Angines couenneuses*. Sur 17 enfants, entrés à l'hôpital, 9 sont morts, et sur 9 pris dans les salles, 6 ont succombé.

Croups : Sur 29 dont 2 sont morts sans opération, restent 27 opérés ; sur les 27 qui ont subi la trachéotomie, 22 sont morts, 5 seulement ont guéri.

Hôpital Saint-Antoine. — M. Dujardin-Beaumetz : *Diphthérie*. Les cas de diphthérie ont été malheureusement assez nombreux et tous ils ont été observés dans le service de la crèche, où il est entré 12 malades atteints de diphthérie ; 10 cas portant sur des enfants au-dessous de 2 ans et 2 cas atteignant des femmes de 21 à 26 ans.

Tous les 10 enfants ont succombé malgré l'opération de la trachéotomie, qui a été pratiquée 9 fois. Les 2 femmes ont guéri ; elles ne présentaient que de l'angine couenneuse sans envahissement du larynx.

Si maintenant, prêtant toute notre attention aux paroles de M. Archambault, ce n'est que profondément ému, comme le savant médecin de l'Hôpital des Enfants, que nous répéterons ici son appréciation.

« Sujet qui remplit de tristesse, dit-il: 19 angines couenneuses, 13 aux garçons, 6 aux filles ; sur ce nombre 8 ont succombé, 3 par extension de la maladie aux voies respiratoires, les autres par intoxication.

« Dans les salles, 7 malades ont été atteints d'angine diphthérique, et, sur ce nombre 5 sont morts.

« D'une part donc, sur un total de 26 cas, nous avons eu 13 décès, soit juste la moitié ; et d'un autre côté, nous voyons 7 enfants contracter la maladie, suivant toute apparence, parce qu'ils ont été couchés à côté d'enfants atteints de diphthérie. Vous voyez qu'il y a lieu d'être attristé !

« Si vous me demandez quel moyen m'a paru préférable pour traiter cette redoutable maladie, je vous répondrai qu'à proprement parler, il n'y a pas de médicament, mais une médication plus ou moins efficace ; je leur donne des alcooliques, du quinquina, du café, des aliments autant qu'ils en peuvent prendre, etc.

« Le croup a donné des résultats encore plus mauvais que l'angine ; il y a eu dans ce trimestre 20 cas de cette maladie dont deux développés dans les salles. Sur ce nombre qui s'est partagé également entre les filles et les garçons, 17 ont été opérés et le résultat a été le suivant : 1 guérison (fille) et une autre pouvant se passer de sa canule, mais ayant encore de la fièvre et des signes de bronchite profonde, a été reprise par sa famille. En supposant que celle-ci se soit rétablie, il y aurait eu pendant le trimestre deux guérisons sur 17, ou 1 sur 8 1/2 ; triste proportion comme vous le voyez !

« Des 3 enfants non opérés, 2 ont guéri, et l'un de ces cas était consécutif à la fièvre typhoïde et à la scarlatine ; le troisième a été repris par sa famille, parce qu'on se refusait à l'opérer, son état était absolument désespéré. »

Arrêtons ici ces extraits. L'autorité incontestable des maîtres que je viens de citer suffit seule pour qu'il soit inutile de rien ajouter à ce tableau navrant.

« La trachéotomie n'est pas plus le traitement du croup que la thoracocentèse n'est le traitement de la pleurésie, dit M. le Prof. Peter (1). La trachéotomie s'adresse à la strangulation croupale, comme la thoracocentèse à l'anhématosie pleurétique. Dans l'un comme dans l'autre cas on n'a combattu qu'un effet redoutable de la maladie, on n'a rien fait contre celle-ci ; la diphthérie comme la pleurésie *intactes*, c'est-à-dire non touchées, restant telles que devant. »

La trachéotomie n'est donc pas le traitement du croup, c'est-à-dire de la diphthérie du larynx. Elle n'est qu'un expédient de la plus haute utilité dans certains cas ; aussi, lorsqu'il aura été nécessaire de recourir à cette opération, ne devra-t-on point se borner à soigner la plaie et à surveiller attentivement les complications qui pourraient survenir de ce côté. La diphthérie existe toujours, il ne faut pas l'oublier, et c'est à la combattre que doit être dirigée toute l'attention du médecin, absolument comme si elle existait dans le pharynx, la maladie étant, pour nous, générale.

Je suis persuadé qu'en agissant ainsi on n'aurait pas à déplorer une si grande mortalité à la suite de la trachéotomie.

Voici comment j'agis le plus ordinairement lorsque je suis appelé à soigner un croup dès le début de l'affection.

---

1. *Cliniq. Méd.* Tome I, page 672.

1° Je fais vomir une ou deux fois selon les cas : il est impossible de rien préciser à cet égard. Aussitôt après l'effet du ou des vomitifs, je commence l'usage de la mixture toutes les heures, toutes les 1/2 heures, tous les quarts d'heure quelquefois, selon la gravité des cas. En même temps que je fais prendre la mixture à l'intérieur, le malade doit avoir le cou, la poitrine et le dos frictionnés toutes les quatre ou même toutes les deux heures.

Les frictions devront être faites largement et pendant une dizaine de minutes à un quart d'heure chaque fois. Recouvrir d'une épaisse couche de ouate toutes les surfaces frictionnées et maintenir, dans la pièce où se trouve le malade, une température élevée, 18 à 20 degrés.

S'il survient une gêne plus grande de la respiration et que les fausses membranes aient une tendance à se détacher, provoquer par l'administration de l'ipéca à faibles doses, l'expulsion de ces dernières.

Il me reste un vœu à formuler en terminant cet ouvrage, vœu qui a sa place marquée ici, puisqu'il pourrait entrer dans un chapitre spécial, ayant pour titre « prophylaxie ». Dès qu'on parle de la diphthérie qui ne sévit plus à Paris à l'état sporadique, mais qui constitue une véritable endémie dans la capitale et qui éclate chaque hiver, depuis une dizaine d'années, sous forme d'épidémies de plus en plus meurtrières, l'opinion publique s'en est émue avec raison et réclame des mesures d'hygiène capables de mettre à l'abri de ce fléau. Qui ne se souvient encore des victimes de l'année dernière et de celle-ci dans le monde médical ! N'a-t-on pas compté cinq médecins morts à la suite de leur dévouement, dans un seul trimestre, sans compter les internes et élèves contagionnés dans les divers services auxquels ils appartenaient. Tout dernièrement encore la presse ne nous apprenait-elle pas la mort d'une sœur de charité ? S'il fallait maintenant faire le relevé des enfants entrés à l'hôpital avec une affection bénigne la plupart du temps, et qui y trouvent la mort à la suite d'une angine diphthérique communiquée par le petit voisin, atteint de la même affection, la supputation en serait trop longue.

Les médecins des hôpitaux ont malheureusement trop souvent l'occasion de rapporter des faits de ce genre, aussi ont-ils demandé avec une persistance infatigable que donne seule la nécessité de la mesure, l'isolement des diphthériques. L'Assistance publique s'est enfin décidée à donner un commencement de satisfaction aux demandes pressantes de ces honorables maîtres et des travaux sont commencés. A quelle époque seront-ils terminés de manière à pouvoir permettre l'isolement complet des petits malades? Dans un avenir non éloigné, espérons-le. La mesure est décrétée, aussi s'étonne-t-on de ne pas voir construire en même temps dans tous les hôpitaux d'enfants, des salles dites « d'isolement » et particulièrement à l'hôpital des Enfants de la rue de Sèvres? N'existerait-il pas, par hasard, aussi bien qu'à l'hôpital Sainte-Eugénie, de la contagion dans ce dernier asile? Un seul fait que je vais relater ici suffira à prouver le contraire ; j'en ai été témoin oculaire.

C'était à la fin de 1877. On venait de transporter dans le service de M. Archambault à l'hôpital des Enfants, un garçon de 3 ans 1/2, avec une angine diphthérique énorme. Vis-à-vis du lit de ce petit malade, se trouvait couché un enfant de 5 à 6 ans, qui était convalescent d'une rougeole et qui devait s'en aller ; mais sa mère, à la visite du jeudi, résolut de le laisser encore quelques jours dans la salle où il prenait de bonne nourriture et du quinquina. Elle attendait qu'il fût remis complètement. Mais quarante-huit heures après, il était pris brusquement de fièvre le soir et se plaignait en même temps de la gorge. Deux énormes fausses membranes grisâtres recouvraient ses amygdales. La diphthérie affecta dans ce cas une marche foudroyante et l'enfant succombait, en effet, le surlendemain malgré tous les soins qui lui furent prodigués.

A côté de ce dernier était couché un autre petit malade, également en convalescence. Celui-ci fut aussi pris de diphthérie un jour après le premier ; moins malheureux que son voisin, il eut le bonheur de n'en pas mourir.

N'est-ce pas là de la contagion ? Et l'Assistance publique, par la lenteur qu'elle apporte dans l'exécution de ses projets, n'est-elle pas responsable moralement de ces victimes. Je me plais à penser que la nouvelle administration abandonnera les errements du passé et que l'exécution suivra de près les mesures adoptées par le Conseil.

Qu'on hâte donc les travaux commencés et qu'on s'empresse de doter les hôpitaux qui n'en ont point encore de « *salles d'isolement*. » Il conviendrait peut-être aussi que dans chaque asile nosocomial, dans ceux qui sont destinés à l'enfance surtout, trois ou quatre salles fussent construites qui ne seraient pas occupées en temps ordinaire, mais qui permettraient, dès qu'éclaterait une épidémie dans une salle, de la faire évacuer.

Toutes les mesures hygiéniques ainsi prises, les salles occupées primitivement aussitôt assainies, l'épidémie serait étouffée sur le champ.

Afin d'arriver à ce but, la voie hiérarchique devrait être abandonnée. L'Assistance publique n'aurait qu'à créer une commission de trois membres dite « de prévoyance des épidémies », et avec laquelle les directeurs des hôpitaux, sur le rapport du chef de service, correspondraient directement. Ainsi, un médecin voit éclater dans ses salles plusieurs cas d'une maladie et craint une épidémie. Aussitôt il fait un rapport au directeur de l'hôpital qui en rend compte le jour même à la commission de prévoyance des épidémies, et demande de faire évacuer le foyer d'infection.

La commission examine le rapport et doit y répondre le lendemain même où a été faite la demande du chef de service.

Ainsi seraient prises en quarante-huit heures au plus, toutes les mesures nécessaires pour étouffer une épidémie. L'administrateur qui provoquerait ces réformes et supprimerait les lenteurs hiérarchiques si préjudiciables à la santé publique, verrait citer son nom, qu'on ne pourrait oublier, comme un des bienfaiteurs de l'humanité. Quelle plus douce consolation que d'arriver à faire diminuer l'effrayante mortalité causée chaque année par la diphthérie ! Puisse cette pensée de vraie philanthropie, faire agir ceux qui ont accepté la responsabilité de la haute situation qu'ils occupent ! Puisse enfin notre faible voix arriver jusqu'à eux ! Tous comprendront alors que ces réformes s'imposent, tant elles touchent à l'hygiène publique. Puissions-nous, ayant accompli notre devoir en les signalant, emporter l'espoir de les voir réaliser dans un avenir prochain.

Peu nous importe qu'on exécute à la lettre les réformes que nous avons signalées et qui sont urgentes, si l'administration a un contre-projet à présenter ; nous lui en serons, au contraire, très-reconnaissant. Nous ferons remarquer seulement que celui que nous avons tracé plus haut nous a semblé pratique et bien plus expéditif que la voie hiérarchique, si longue à parcourir, que les projets restent invariablement dans les cartons. On dirait que ceux-ci n'aient pas la force de voir le jour !

Abandonner la routine, en créant la commission dite de « Prévoyance des Épidémies », qui permettra à un chef de service d'avoir promptement de l'administration une réforme à ses désidérata, sera le premier pas, pensons-nous, dans la voie du progrès. Aussi, la sollicitons-nous vivement dans l'intérêt de tous et surtout de l'hygiène publique.

OBSERVATION 1 (personnelle).

Croup d'emblée, suivi de paralysie diphthérique chez un enfant de 30 mois. — Rejet de fausses membranes tubulées, sous l'influence du traitement. — Guérison.

Le 12 avril 1875 je rentrais chez moi vers 2 h. PM., lorsque je trouvai une pauvre mère tenant son enfant sur les genoux. Elle avait été chez un pharmacien M. A... qui croyant reconnaître chez l'enfant les symptômes du croup, me l'adressa, sachant que je faisais dans le moment des recherches sur le traitement de la diphthérie.

L'enfant X..., âgé de 30 mois, d'une forte constitution, bien développé, très-robuste pour son âge, n'avait jamais été malade sauf une petite fièvre éphémère à deux ou trois reprises différentes.

Les renseignements que me fournit la mère sont les suivants :

L'enfant était un peu enrhumé depuis deux ou trois jours et toussait ; il n'avait pas de fièvre vive. Son état n'inquiétait pas son entourage. Enfin, presque subitement (?), assure la mère, la voix de son fils a diminué, puis a disparu, et la gêne de la respiration qui jusque-là était légère, a augmenté graduellement.

A mes questions la mère répond ainsi : l'enfant n'a pas eu de mal de gorge : du moins, il ne s'est pas plaint, et personne n'a songé à l'examiner. Il n'a pas eu de forte fièvre, mais depuis deux jours, il tousse et est un peu *plus chaud* (sic) que d'habitude. En même temps sa voix qui était un peu enrouée au début, a diminué chaque jour et on ne l'entend plus **actuellement** (ce que je pus constater moi-même). Je suppose, ajouta-t-elle, qu'il a pris ce mal près d'un petit voisin de ses amis avec lequel il s'amusait et qui est mort la semaine dernière. — Et de quoi, est-il mort ? — D'une angine couenneuse, a dit le médecin.

A l'examen du petit malade, je constate un cou énorme, infiltré ; les ganglions sous-maxillaires et cervicaux sont tumé-fiés, durs, surtout à droite, où ils roulent sous la main. La face est rouge, vultueuse ; l'enfant ne peut proférer une parole ; pas d'écoulement muco-purulent par le nez. Respiration difficile, très-gênée. La gorge examinée avec soin à deux reprises diffé-rentes ne présente pas de fausses membranes. Quelques râles de bronchite dans la poitrine.

Je considère le cas, comme d'une gravité extrême et porte un pronostic fatal, l'enfant entrant dans la période d'asphyxie croupale. — Néanmoins, comme il ne faut pas perdre espoir chez les enfants, tant qu'il existe un souffle de vie, je me décide à expérimenter mon traitement, au fond pensant toute tentative inutile.

J'ordonnai donc de faire prendre au petit malade, « *subito* » un vomitif d'ipéca et allai voir l'enfant à 4 heures 1/2 du soir, lui portant moi-même la mixture (1) et la pommade que j'avais fait préparer.

L'enfant à vomi plusieurs fois ; mais n'a point rendu de fausses membranes. J'ordonne alors de faire avec la pommade de larges frictions, qu'on répétera toutes les 2 heures au moins, sur le cou, la poitrine et le dos de l'enfant.

L'envelopper, les jambes et la tête exceptées, dans une épaisse couche de ouate. — 2° Toutes les vingt-cinq minutes une cuillerée à café de la mixture tiédie au bain-marie.

Dix heures 1/2 soir. — L'enfant a bien pris la mixture ; on lui en a même administré de plus fortes doses que celles que j'avais

---

1. Voir au chap. Traitement où est donnée la formule.

ordonnées (tant est grande la sollicitude maternelle!). Aussi le petit malade éprouve-t-il une grande répugnance à en prendre, et vient-il d'avoir, un instant avant mon arrivée, un vomissement qui amena une fausse membrane de deux centimètres environ de longueur, blanche, nacrée, tubulée, légèrement racornie, et présentant exactement la forme de la glotte. La joie est si grande dans la maison que la chambre du malade est littéralement envahie. A mon arrivée, j'y trouvai au moins une douzaine de personnes ; parents, amis, voisins. Je fus obligé de la faire évacuer. — J'ordonne de continuer le traitement toute la nuit sans s'inquiéter du sommeil de l'enfant.

13. — Le lendemain à 6 heures du matin je suis près de lui. La prescription a été suivie exactement jusqu'à 4 heures du matin, de vingt en vingt minutes ; aussi la mixture est-elle épuisée.

J'examine le petit malade qui dort depuis une heure environ. Comme on ne l'a pas laissé reposer pendant la nuit il est très-fatigué. Il est couché sur le côté droit ; la respiration se fait facilement ; pas de sifflement laryngé. La face seulement est toujours un peu rouge. A le voir ainsi on ne se douterait pas que douze heures plus tôt ce petit enfant asphyxiait.

Il n'a pas rendu de nouvelles fausses membranes. Rien dans la poitrine. On n'a pas conservé l'urine malgré mes recommandations.

Même traitement : lait, bouillon, potage.

5 h. soir. — Le malade a pris de la mixture toute la journée ; il a été assez gai, a parlé aujourd'hui ; mais la voix est un peu voilée. — Même traitement. Tenir toujours chaudement. Surveiller la nuit.

14. — L'état général toujours bon ; le petit malade va mieux ; il a toussé deux ou trois fois dans la journée ; l'auscultation de la poitrine ne révèle rien d'anormal.

Continuer le traitement en espaçant les doses. — Nourrir le petit malade.

15, soir. — La convalescence est nettement établie. Supprimer le traitement. — Vin de quinquina. Huile de foie de morue. Régime tonique.

Deux semaines après, paralysie du voile du palais ; nasillement, rejet des liquides par les fosses nasales. Affaiblissement des membres inférieurs sans paralysie positive.

Sous l'influence d'une quinzaine de bains sulfureux et du régime sus indiqué, ces accidents se dissipèrent rapidement.

J'ai eu, depuis, l'occasion de revoir l'enfant qui fait le sujet de cette observation, et j'ai pu constater que son retour à la santé était complet.

Observation II (personnelle).

Angine diphthérique grave. — Traitement par le cubèbe. — Aggravation des phénomènes généraux et locaux. — Guérison sous l'influence de mon traitement.

Le 25 octobre 1874, j'étais prié d'aller voir Mme P..., âgée de 27 ans. — De constitution moyenne, brune, nervoso-sanguine, Mme P... souffrait de la gorge depuis deux jours.

Aspect extérieur : Cou très-gros ; ganglions maxillaires et cervicaux manifestement engorgés, surtout à droite où on les sent rouler sous la main qui peut les suivre sur le trajet des sterno-mastoïdiens.

Fièvre modérée. Pas de bronchite ni coryza.

A l'examen, la gorge présente deux plaques grisâtres, s'étendant sur la face interne de chaque amygdale, la plaque du côté droit étant plus longue et paraissant plus épaisse que celle du côté opposé. De plus, la luette hypertrophiée était, comme le fond de la gorge, d'un rouge vif et présentait çà et là de petits points blanchâtres qui nous parurent des fausses membranes à l'état naissant. Un pinceau passé sur ces plaques, dans le but de les détacher, en révéla l'adhérence.

Traitement : 1° Vomitif d'ipéca ;

2° Gargarisme avec alun 5 gr.

26. — Même état de la gorge ; aucune amélioration ; les fausses membranes ont recouvert toute la luette. Temp. 38° 2 le matin.

1° Potion et gargarisme au chlorate de potasse, 6 grammes ;

2° Alimenter la malade.

27. — Les fausses membranes continuent à s'étendre. Les piliers sont atteints. — On n'a pas gardé l'urine malgré mes recommandations. La malade refuse toute alimentation.

Je lisais à cette époque, la brochure de M. Trideau sur le traitement de l'angine couenneuse, et voulus, puisque j'étais assez heureux pour avoir le cas sous la main, contrôler les résultats qu'il annonçait avoir obtenus avec les balsamiques.

J'ordonnai donc à la malade la potion au cubèbe telle que la formulait M. Trideau, viz :

Poivre cubèbe............................	25 gr.
Sirop simple.............................	120 gr.
Vin de Malaga..........................	} ââ 40 gr.
Eau.....................................	

A prendre dans les 24 heures.

28. — Je reviens le lendemain dans le courant de la journée voir ma malade. — Même état local. L'état général moins satisfaisant. Mme P. est fatiguée ; elle refuse toujours l'alimentation et réclame fortement que je lui change sa potion. Elle annonce même qu'elle n'en prendra plus. — J'insistai néanmoins pour qu'elle la continuât jusqu'au lendemain 29. — État plus grave. La nuit a été mauvaise, agitée ; la déglutition est toujours très-difficile. Les fausses membranes recouvrent tout

l'isthme du gosier et le fond de la gorge (paroi postérieure du pharynx) comme une vaste nappe. — Diarrhée.

La malade est fatiguée, abattue, l'haleine fétide.— Pas de propagation pourtant aux voies aériennes. — Je commence à concevoir des craintes en présence de cette marche envahissante, et je doute du traitement.

J'abandonnai donc les balsamiques, et je formulai comme suit :

1° Toutes les deux heures, faire une large friction au devant du cou, sur la poitrine et le dos avec la pommade suivante :

> Axonge..................... 30 grammes
> Camphre 10   »
> Teinture de benjoin 4   »
>   M.   S.   A.

Recouvrir les surfaces frictionnées avec une épaisse couche de ouate.

2° Toutes les heures, prendre, après l'avoir préalablement fait tiédir au bain-marie, de la mixture suivante (une cuillerée à soupe). S'en servir également comme gargarisme toutes les 1/2 heures.

> Jus de citron................ 500 grammes.

Ajoutez-y :

> Chlorure de sodium. . . . . ⎫
> Sulfate de soude. . . . . ⎬ ââ 15 gr.
> Miel blanc . . . . ⎭ 25 gr.

Faites chauffer le tout au bain-marie, bien soutenu, à une température voisine de l'ébullition pendant 30 minutes.

Filtrez et ajoutez :

> Saccharate de chaux........... 5 grammes

Agitez, laissez refroidir et ajoutez :

> Phénol sodique de Bobœuf...... XL gouttes.

30 *octobre*. — J'arrivai près de ma malade 24 heures après. Etat général meilleur. Mme P... annonce elle-même se sentir mieux. La médication a été suivie régulièrement toute la nuit.

A l'examen la gorge semble se déterger ; les fausses membranes racornies commencent à se détacher, à droite surtout où elles forment une couche plus épaisse. Le cou est toujours gros.

Je reviens dans la soirée vers huit heures et trouve ma malade prenant un potage : l'état de la gorge s'était de nouveau amélioré ; les fausses membranes se détachent.

Continuer bien exactement le traitement.

31-11 h. matin. — Amygdale droite presque entièrement nettoyée. — Pas de fièvre ; aucune autre complication. Même traitement, prendre beaucoup de lait.

1er *novembre*. — La luette est en voie de se débarrasser. On n'y découvre que quelques points grisâtres, de même que sur les amygdales. — En même temps, le cou a diminué de volume ; on sent pourtant encore les ganglions, mais ils sont moins tuméfiés.

La voix est plus claire à mesure que diminue l'hypertrophie des amygdales.

2. — La gorge est complètement nettoyée, mais elle reste encore rouge. Je considère néanmoins ma malade comme guérie, et fais espacer les gargarismes dont on ne fera plus usage que toutes les 3 heures.

Se nourrir.

4. — Je ne revois la malade que le surlendemain. Elle est complètement guérie. Cesser le traitement et prendre avant les repas une cuillerée à soupe du sirop ci-dessous :

Extr. de quinquina.................... 4 gr.
Sirop d'écorce d'oranges amères....... 180 gr.

10. — Etat général bien meilleur. Continuer les toniques.

20. — La malade vient me voir. Le retour à la santé s'est maintenu. Pas de paralysie diphthérique.

J'eus occasion de revoir Mme P. plus tard, cet accident ne survint jamais. Je dois ajouter qu'elle prit des toniques sous toutes les formes pendant 2 mois environ après sa *guérison*.

P. S. — Je ne saurais dire s'il y avait de l'albumine dans les urines, n'ayant jamais pu obtenir qu'on me les gardât.

OBSERVATION III (Personnelle).

Angine diphthérique suivie de paralysie, rebelle au traitement par les balsamiques. — Guérison sous l'influence de ma mixture.

Le 18 février 1875, Mme X, femme du caissier d'un grand magasin, vint me prier d'aller voir sa fille, âgée de 14 ans et demie, qui était atteinte de mal · de gorge. Mlle X... gardait le lit depuis deux jours.

Aspect extérieur. — Pâle, d'une constitution délicate quoique brune, assez maigre, anémique, la malade souffrait de la gorge depuis deux jours. Le cou est plus gros qu'à l'ordinaire, dur, légèrement infiltré. A la palpation on sent les ganglions sous et retro-maxillaires engorgés.

La gorge présente à l'examen, à gauche, une plaque grisâtre qui s'étend de l'amygdale à la paroi postérieure du pharynx du même côté ; à droite sur la paroi interne de l'amygdale, deux points blancs-grisâtres qui semblent vouloir se rejoindre ; rien ailleurs.

Fièvre modérée. — Léger nuage dans les urines, lorsqu'elles sont traitées par la chaleur et l'acide nitrique.

Traitement. — Ne voulant point m'en tenir à l'insuccès que m'avait donné le cubèbe, trois mois auparavant, dans le cas qui a fait le sujet de l'observation II, je l'administrai d'emblée, à la jeune malade, pendant trois jours, à la dose de 25 grammes par jour, et je dois avouer ici que je n'obtins pas la plus légère amélioration.

21. — Le mal s'aggravait ; les amygdales et la luette étaient recouvertes de fausses membranes nacrées, grisâtres ; la déglutition très-difficile ; la jeune fille était abattue à un point tel que je me reprochais déjà cet essai. — J'étais édifié sur le traitement de l'angine couenneuse par les balsamiques. Je fis donc supprimer le cubèbe et instituai la médication telle que je l'ai indiquée dans les observations précédentes.

Elle commença aussitôt le traitement et j'eus la satisfaction de voir se produire, — viz :

22. — Après vingt-neuf à trente heures environ, une amélioration notable dans l'état local et général. Les fausses membranes racornies commençaient à se détacher et trois jours après sous l'influence de la même médication, la gorge était complétement détergée ; il ne restait pas de traces des plaques diphthériques.

25, soir. — Traitement suspendu.

26. — L'urine qui avait été examinée avec soin chaque jour et qui contenait de l'albumine, ne présente plus, sous l'influence de la chaleur et de l'acide nitrique de coagulum.

Dix-neuf jours après l'entrée en convalescence, paralysie légère du voile du palais, nasillement qui se dissipa assez facilement sous l'influence de l'huile de foie de morue, du quinquina et des bains sulfureux. Pas de paraplégie.

J'eus l'occasion de revoir Melle X... plusieurs fois après sa guérison. Celle-ci s'est parfaitement maintenue.

OBSERVATION IV (Personnelle)

Hôpital d . Lnfants-Malades.

*Angine diphthérique grave compliquée de croup le troi-
sième jour. — Coryza. — Bronchite. — Albuminurie. —
Paralysie diphthérique. — Guérison.*

Le nommé Planchard (Paul) âgé de 3 ans 1/2, entre le 12
décembre 1877, salle Saint-Louis n° 23. Service de M. Archambault.

Cet enfant a eu la rougeole, il y a un mois. Il n'a pas de
coqueluche. Il est malade depuis quatre jours seulement d'une
angine. Il aurait beaucoup de fièvre surtout le soir, et tousserait
beaucoup, d'après l'assertion des parents. Il n'a pas eu d'éruption. Pas de diarrhée.

Ce petit malade vient de Courbevoie, où règne dans le moment une épidémie d'angine couenneuse. Cinq jours avant son
entrée à l'hôpital, un enfant qui était dans la même école que
Paul a succombé.

13. — Planchard (Paul) est examiné le 13 au matin par
M. Archambault.

Il présente un engorgement ganglionnaire énorme, surtout à
gauche. Le cou est infiltré d'une manière considérable. Téguments pâles, livides. La gorge est tapissée de fausses membranes d'un blanc grisâtre, épaisses, recouvrant les deux amygdales, la luette, et remontant jusqu'au voile du palais. Enfin
les deux amygdales et la luette se distinguent à peine tant
elles sont rapprochées. C'est une vaste nappe.

La voix est voilée.

L'analyse de l'urine ne révèle aucune trace d'albumine.

M. Archambault, auquel j'avais demandé quelques jours auparavant de vouloir bien me laisser expérimenter mon traitement de la diphthérie, dans ses salles, considérant que cet enfant doit succomber dans les 24 heures, hésite à me le livrer comme sujet d'expérimentation, et finit enfin par me l'abandonner, en donnant ordre de suivre exactement la médication que je prescrirai.

Ce même jour donc à 1 h. 1/2 PM. je commence à soigner l'enfant. Je reste près de lui jusqu'à 4 h. PM, et ne le quitte qu'après l'avoir spécialement recommandé aux infirmières, à la sœur, et renouvelé les indications du traitement.

On le suit exactement jusqu'au lendemain 8 heures, où j'arrive près de l'enfant. Je constate déjà un mieux sensible dans l'état du petit malade ; mais j'attends l'arrivée de M. Archambault, afin de voir confirmer ou infirmer mon pronostic.

Le 14 était le jour de clinique de M. Archambault qui est entouré d'un plus grand nombre d'élèves. Il constate avec satisfaction une amélioration notable dans les symptômes.

« Cet enfant que vous voyez, Messieurs, encore très-malade, dit le maître, l'était bien plus hier ; il suit un traitement nouveau, mais qui n'a rien d'extraordinaire et qui appartient à M. Bouffé. Je ne puis vous en dire la formule encore aujourd'hui, mais M. Bouffé me l'a communiquée et dans quelques jours, elle sera portée à la connaissance de tous.

Je remarque avec plaisir que les fausses membranes commencent à se détacher. Continuer le traitement. »

La toux est un peu éraillée comme la voix qui s'éteint de plus en plus. Écoulement nasal muco-purulent, léger.

Traces d'albumine dans les urines. — Je reviens près de mon malade, ce même jour à 5 heures PM, et remarque avec peine, que le mieux constaté le matin ne s'est pas maintenu. Au contraire la voix est rauque et la toux croupale. La respiration

moins facile ; l'enfant est plus fatigué. — Je m'informe alors
des nouvelles du petit malade près de la sœur, et demande à
voir le flacon contenant la mixture. Quel n'est pas mon étonnement de constater qu'on n'a pas fait prendre à l'enfant le tiers
de la dose recommandée ; le croyant déjà en voie de guérison,
on avait négligé de lui faire prendre sa mixture comme il fallait.
Je m'explique alors l'état du petit Paul, et pour réparer autant
que possible la journée perdue, je lui fais administrer « *subito* »
un vomitif d'ipéca.

Nouvelles recommandations de soigner l'enfant comme je
l'avais indiqué.

15. — Le lendemain matin, j'arrive de bonne heure
près du malade. L'état de Planchard n'est pas moins satisfaisant que la veille ; l'engorgement ganglionnaire au contraire a
diminué, mais la voix est éteinte et la toux très-rauque.
M. Archambault me dit : « Il serait temps d'arrêter cette diphthérie, le voilà avec le croup maintenant. » L'inspiration est
gênée, sifflante. — Ecoulement nasal muco-purulent plus abondant. — Grande quantité d'albumine dans les urines.

On continue le traitement, très-consciencieusement. Je quitte
à peine l'enfant ce jour.

Le 16. — L'état général du malade est bien meilleur. L'engorgement ganglionnaire a notablement diminué, il est presque
nul à droite. Les fausses membranes sont beaucoup moins étendues et l'écoulement nasal, moins abondant. Pourtant les symptômes du croup persistent.

La toux ainsi que la voix sont éteintes. Respiration sifflante.
Pas de râles dans la poitrine. L'enfant n'est pas abattu ; il a
bon appétit. L'albumine est abondante. Même traitement.

17. — Les symptômes se sont bien amendés, plus de respiration sifflante. Voix encore éteinte, mais toux plus grasse.
Plus d'engorgement ganglionnaire. Les fausses membranes
continuent à se détacher et diminuent.

18. — La toux est grasse maintenant. La gorge présente quelques points d'exsudats fibrineux.

15. — La gorge est complétement détergée. On cesse la potion.

Il n'y a plus que des traces d'albumine dans les urines.

21. — L'enfant vomit plusieurs fois par jour. On fait garder les urines. Plus d'albumine.

22. — Les vomissements continuent. Il prend bien du lait. État général bon. Régime lacté.

23. — *Idem.*

24. — Les parents sont près de l'enfant qui est complétement guéri.

Nota. — La température prise à différentes reprises a toujours oscillé pendant la durée de la maladie entre 37,5 et 38,8. Trois semaines après, paralysie diphthérique commençant par le voile du palais ; rejet des liquides par les fosses nasales. Voix nasillée. Puis bientôt paralysie des membres supérieurs et inférieurs.

Ce petit malade a été successivement soigné de ces divers accidents dans le service de M. Labric, à l'hôpital des Enfants, et dans celui de M. Bergeron, à Sainte-Eugénie. Il est sorti de ce dernier hôpital complétement guéri après un séjour de cinq à six semaines environ.

J'ai eu, depuis, l'occasion de revoir cet enfant, qui m'a été conduit en juin 1878. La guérison s'est parfaitement maintenue.

Observation V
(Communiquée par M. Petel, interne du service).

Service de M. Archambault. — Angine diphthérique.

La nommée Girard (Berthe) âgée de 12 ans, entre le 3 janvier 1878, salle Sainte-Geneviève, lit n° 7.

Cette fillette d'une santé délicate habituellement, a eu, il y a un an, mal à la bouche après plusieurs de ses compagnes de pension. Elle se portait bien le 1er janvier 1878. Le 2 elle a été prise de mal de tête, mal à la gorge, de courbatures, froid dans les jambes et les bras. N'a pas vomi.

4 janvier. — La malade avale bien, ne tousse pas ; les amygdales sont un peu tuméfiées, d'un rouge violacé. Au centre de l'amygdale, de chaque côté, il existe une fausse membrane grisâtre, épaisse ; à droite, le cou présente un gonflement vers la partie supérieure du sterno-mastoïdien ; à gauche quelques ganglions sous-maxillaires engorgés, douloureux.

TRAITEMENT

Julep au chlorate de potasse, 4 grammes.

Toucher les amygdales avec jus de citron. Au besoin avec de l'eau de chaux.

5, matin. — La paroi postérieure du pharynx est tapissée par une couche grisâtre ne disparaissant pas par la déglutition ni les efforts pour cracher. M. Archambault admet alors une angine diphthérique.

TRAITEMENT (subito).

1o Gargarisme avec :

Jus de citron.	300 gr.
Sulfate de soude.	10
Chlorure de sodium.	10
Miel	15
Saccharate de chaux.	2
Phénate de soude	10 gouttes.

Se gargariser toutes les 1/2 heures.

Avaler une gorgée toutes les heures.

2° Frictions avec pommade camphrée, toutes les deux heures, sur le cou, et recouvrir aussitôt d'une épaisse couche de ouate.

5, soir. — Légère élévation de la température qui marque 38° dans l'aisselle. La malade se sent mieux, le pharynx se nettoie, la rougeur violacée est moins accentuée et disparaît par places. L'amygdale droite est débarrassée de sa fausse membrane ; sur la gauche, il en reste encore un peu.

6, matin. — Pas d'albumine dans les urines. La malade va beaucoup mieux ; rien sur le pharynx ni sur l'amygdale droite ; il reste encore sur l'amygdale gauche une petite plaque blanchâtre qui est en voie de disparaître.

7. — Il ne reste aucune fausse membrane sur les amygdales. On espace les doses de la potion en ne les administrant plus que toutes les heures.

Pas d'albumine dans les urines.

10. — Continue à aller bien.

14. — Exeat.

OBSERVATION VI

(Communiquée par M. Petel interne du service).

Angine diphthérique. — Guérison.

La nommée Chaine (Héloïse), âgée de 9 ans, le 7 janvier 1878, salle Sainte-Geneviève, lit n° 2, service de M. Archambault.

Cette enfant très-délicate, fait habituellement du bruit par le nez en respirant. Elle a eu de l'ozène. — La seule maladie qu'elle ait faite est une rougeole, pour laquelle elle reçut des soins à Sainte-Catherine.

Le début de l'affection actuelle remonte au samedi 5 janvier. L'enfant fut prise de mal de tête, de vomissements et de fièvre. Dimanche elle a eu de la fièvre et n'a pris que du bouillon, elle s'est plainte de la gorge et n'a pas pu dormir.

7 janvier. — Sur les amygdales on voit deux petites fausses membranes, assez épaisses, grisâtres. Les ganglions cervicaux de chaque côté sont engorgés et ne présentent pas de douleur notable. Pas de fièvre, pas de jetage.

Cette malade est mise immédiatement au traitement Bouffé.

8 janvier. — Il ne reste rien sur les amygdales qui sont encore grosses et rouges. — Les ganglions sous-maxillaires que l'on sent sous la main, gros comme une noisette sont indolores. — Pas d'albumine dans les urines.

10. — Va bien.

19. — Exeat.

OBSERVATION **VII** (Personnelle).

Angine diphthérique grave. — Guérison.

Le 30 décembre 1877, j'étais mandé près de M. P..., qu'on me dit être malade depuis deux jours.

A mon arrivée, je trouve le malade alité avec la fièvre et souffrant de la gorge. M. P..., Américain du sud, âgé de 22 ans, est d'une constitution délicate, maigre et très-nerveux. Il est à Paris depuis 6 mois, et comme tous les étrangers qui viennent visiter la capitale, il s'est quelque peu fatigué.

La veille du jour où il est tombé malade, il est rentré chez lui, assez avant dans la nuit; il avait été en soirée, et en était sorti encore baigné de sueur. Il me raconta que, comme il avait très-chaud en se rendant à l'hôtel, il laissa ouverte une des glaces du coupé où il se trouvait, afin de respirer l'air frais. Ceci se passait dans la nuit du 28 au 29.

Le 29, il se réveilla la tête lourde, et éprouva de la gêne dans la déglutition. Il se contenta néanmoins ce jour-là de garder la chambre.

30. — Se sentant encore plus fatigué que la veille, il me ait prévenir dans l'après-midi.

Lorsque j'arrivai près de lui vers 6 heures du soir, le médecin de l'hôtel où logeait M. P..., étant venu voir un malade dans la maison, avait été prié par le propriétaire de voir M. P... Ce confrère porta un pronostic très-grave et ordonna *subito* un vomitif et un gargarisme.

Voici ce que je constatai : Aspect extérieur : Facies pâle, grande gêne de la déglutition, voix voilée, malade abattu. Œdème du cou siégeant à droite surtout. Ganglions sous-maxillaires, ainsi que les ganglions sur le trajet du sterno-mastoïdien droit engorgés ; ce qui donne au cou un aspect difforme.

A gauche le gonflement existe aussi ; mais moins prononcé ; seuls les ganglions sous-maxillaires tuméfiés sont perçus à la palpation.

L'inspection de la gorge offre à la vue une muqueuse rouge, enflammée ; la luette hypertrophiée est pendante, les amygdales énormes, de sorte que l'isthme du gosier est presque obstrué. Sur chacune des amygdales, des plaques blanc-grisâtres, de la dimension d'un centimètre à un centimètre et demi environ.

A gauche deux fausses membranes, à droite, on n'en perçoit qu'une parfaitement isolée, mais plus étendue que celles du côté opposé. Autour de cette dernière, la muqueuse, boursoufflée, semble lui former un relief ; rien sur les piliers. — Aucune autre complication.

Dans ces conditions, et après l'examen auquel je m'étais livré, je ne pus que confirmer le pronostic du médecin qui avait vu le malade avant moi et ordonnai de suivre sa médication.

Le soir, vers 10 heures, je retournai voir mon malade : l'effet du vomitif était terminé. J'examinai de nouveau la gorge. A gauche, l'état local était le même. A droite, l'effet des vomissements semblait avoir détaché la couche superficielle de la fausse membrane, car on la retrouvait moins épaisse ; c'était maintenant une couche opaline à travers laquelle on percevait la muqueuse.

31. — Le lendemain, l'état du malade est le même, la nuit a été mauvaise, fièvre, deux nouvelles plaques d'un centimètre de longueur environ à la face inférieure et interne de l'amygdale gauche.

A droite la fausse membrane très-épaisse. Traitement. Frictions sur le cou, la poitrine, et gargarisme toutes les deux heures, tel qu'il a été décrit dans les observations précédentes.

1er *janvier* 1878. — Amélioration dans l'état du malade, les plaques persistent, mais ne se sont pas étendues. Continuer le traitement (600 gr. de gargarisme).

2. — Les fausses membranes se détachent ; à droite elles sont fendillées, racornies.

Même traitement.

3. — Mieux sensible ; les fausses membranes tiennent à peine ; à droite une des deux grandes est tombée ; à gauche, elles se racornissent.

5. — La gorge est détergée, il reste encore çà et là quelques petites plaques.

Gargarisme au sulfate d'alumine et de potasse

6. soir. — Le malade se sent bien, il avale beaucoup mieux.

7. — On cesse tout traitement. Régime tonique.

Nota. — Ce malade revu par moi n'a jamais eu de paralysie diphthérique.

Observation VIII (personnelle).

Angine diphthérique grave. — Guérison.

Mlle Ch. Gr..., âgée de 5 ans, est prise le 22 janvier 1879, d'anorexie, de malaise. L'enfant est moins gaie que d'habitude ; mais ne se plaint en aucune façon. Sa mère qui a perdu un enfant en 1878, d'une angine diphthérique, s'inquiète dès qu'un des siens a la moindre chose ; aussi très-attentive au moindre incident qui se produit chez ses enfants, me prie-t-elle de passer voir sa petite C.... qui est pâle, triste, et n'a pas le même entrain. — Mais ce jour 22 janvier il fait un temps épouvantable, la neige tombe en abondance et il y a un verglas tel que je ne puis me rendre à la prière de Mme G....

Le lendemain matin 23, je suis de bonne heure près de la petite fille que j'examine à tous les points de vue, sans rien trouver d'anormal et j'allais la quitter, en promettant de la revoir le lendemain lorsque selon mon habitude, je demande à voir la gorge. L'enfant ne s'y prête pas tout d'abord, aussi suis-je obligé de profiter d'un moment favorable pour enfoncer profondément la cuiller. Quel n'est pas mon étonnement de trouver au bout du manche explorateur des débris de fausses membranes grisâtres.

Je laisse l'enfant se remettre et je prends mes dispositions, en faisant maintenir solidement la tête et les mains pour n'être pas obligé de recommencer l'examen. Voici ce que l'inspection nous fournit.

Isthme du gosier rouge ; amygdales grosses, tuméfiées et sur chacune d'elles des fausses membranes blanc-grisâtres, s'étendant en arc de cercle des piliers antérieurs à la luette qui est aussi pendante, rouge, luisante, mais qui ne présente aucune exsudation.

Le cou n'est pas notablement tuméfié. Les ganglions semblent normaux, pourtant à une palpation minutieuse on sent nettement sous la main, le long du sterno-mastoïdien gauche, un engorgement manifeste des ganglions qui roulent sous le doigt.

Les deux explorations auxquelles je m'étais livré font alors tousser l'enfant à laquelle on avait bien demandé, mais en vain, de le faire. La toux est rauque.

L'exploration de la poitrine recommencée avec soin, ne révèle rien d'anormal ; la respiration se fait partout librement. Aucun râle, pas de craquement. Pouls à 95. Diagnostic : Angine diphthérique grave.

Traitement, subito : vomitif d'Ipéca.

Lorsque l'effet du vomitif sera fait, c'est-à-dire dans deux ou trois heures, frictions sur le cou, la poitrine et le dos avec la pommade suivante :

Axonge.	75 grammes	
Camphre.	25	»
Teinture de benjoin. . . .	6	»
M. S. A.		

Recouvrir les surfaces frictionnées d'une épaisse couche de ouate, et maintenir une température élevée dans la chambre de la petite malade.

Je dois la revoir le soir. — A 4 1/4 heures, consultation avec le Dʳ Moura.

La petite C. Gr... a vomi trois fois, la journée a été agitée. Le pouls bat 130. Peau chaude. — Il y a six personnes dans la pièce.

Le Dʳ Moura mis au courant de ce que j'avais constaté le matin, ausculte attentivement le larynx et la poitrine, sans rien trouver d'anormal. La respiration est calme.

A l'examen de la gorge, mon confrère et moi trouvons une légère teinte opaline sur l'amygdale droite, tandis qu'à gauche, la fausse membrane persiste comme dans la matinée. Elle a conservé son même aspect d'un arc de cercle. La gorge est très-rouge. Les ganglions sous-maxillaires tuméfiés se sentent mieux à la palpation, surtout les ganglions situés à gauche sous le sterno-mastoïdien.

On découvre dans les vomissements rendus des débris manifestes de fausses membranes.

Le Dr Moura et moi sommes d'accord pour insister : 1° sur l'ipéca : on fera vomir l'enfant aussitôt. — Toutes les deux heures pulvérisations avec de l'eau chloralée 5 gr. pour 100 gram. et on lui fera prendre trois fois par jour trois petites cuillerées à café de cette solution. — Alimentation ; bouillon, panades, vin de quina ; lait additionné d'une petite quantité de bicarbonate de soude. — Aérer la chambre trois fois par jour.

Le lendemain matin 24, les prescriptions, comme il arrive fréquemment en ville, ont été outrées. Malgré cela, la nuit a été mauvaise ; l'enfant a été agitée. Elle est abattue. Elle a pourtant pris deux petites tasses de bouillon. Sa peau est chaude ; le pouls bat 130. Sa toux a été entendue plusieurs fois ; elle est toujours rauque, la voix voilée.

A l'examen de la gorge, nous trouvons les fausses membranes considérablement augmentées en étendue et épaisseur ; la luette est presque entièrement couverte.

L'enfant a été plusieurs fois à la garde-robe depuis son second vomitif. — Je n'insiste donc pas sur cette médication et préfère, jugeant le cas fort grave et craignant de voir l'angine se compliquer de croup, recourir à ma mixture (1 cuillerée à café toutes les 1/2 heures).

Le soir du 24, à 5 heures, l'enfant en a pris 6 cuillerées, je ne sais quel est l'état local ; mais, la mère m'annonce, avant mon arrivée dans la chambre, que l'enfant va bien mieux.

En effet, la rougeur des amygdales et de l'isthme du gosier a diminué ; les fausses membranes se détergent ; on en perçoit pourtant encore des lambeaux çà et là sur les amygdales et la base de la luette. L'engorgement ganglionnaire a une tendance à diminuer.

La fièvre existe, mais modérée. La toux conserve sa raucité. L'analyse des urines ne donne pas d'albumine. — L'enfant ne veut guère prendre d'alimentation.

Même traitement pendant la nuit, sans craindre de troubler le sommeil. Essayer par tous les moyens à continuer l'alimentation de la petite malade

25, matin. — La nuit a été meilleure que la précédente. Les prescriptions exécutées de tous points, c'est-à-dire trois frictions et toutes les heures 1 cuillerée à café de mixture.

L'état général est meilleur ; la fièvre a diminué beaucoup ; à l'examen local, on ne découvre sur les amygdales que deux ou trois points qui soient recouverts de fausses membranes. Ces points beaucoup plus petits que ceux du jour précédent.

L'amygdale droite évidemment présente cet aspect que j'ai rencontré souvent, après les auteurs qui se sont occupés de diphthérie, viz : une dépression siégeant au centre de l'amygdale, dépression contenant la fausse membrane et ayant le volume d'une grosse lentille, et entourée d'un bourrelet autour duquel l'amygdale reprend sa conformation normale.

Du côté opposé, roule sous la main lorsque l'on fait l'exploration du cou, un ganglion beaucoup plus gros que ses voisins, eux-mêmes légèrement tuméfiés.

L'auscultation de la poitrine ne révèle rien d'anormal ; la toux conserve le même timbre que les jours précédents. Voix voilée.

Il se manifeste pourtant une gêne de la respiration, laquelle gêne provient des fosses nasales. La petite malade a, en effet, depuis le commencement de sa maladie, du jetage.

Traitement. — Continuer la même médication et faire deux ou trois irrigations, avec une petite seringue dans les fosses nasales. — Se servir plutôt, à cet effet, d'eau de Vichy.

25 Soir. — Mieux manifeste ; la fièvre est tombée ; les fausses membranes disparaissent rapidement ; il en reste encore un lambeau d'un 1/2 centimètre environ de longueur sur l'amygdale droite. — La gauche est absolument indemne. — Respiration normale.

La petite malade prend avec plaisir du lait qu'elle refusait obstinément autrefois. — La toux toujours rauque, quoiqu'il n'y ait pas le moindre râle dans les bronches.

Continuer le traitement pendant la nuit. Alimenter l'enfant. Lui donner ce qu'elle voudra manger.

26. M. — La nuit a été bonne : la température est normale.

A l'examen de la gorge, on trouve une fausse membrane très-petite, au bas de l'amygdale droite. La gauche revient sur elle-même. La couche d'épithélium de la langue diminue.

A l'auscultation de la poitrine, on peut constater à gauche et en arrière, dans les deux tiers supérieurs de ce côté de la poitrine, une diminution de l'expansion pulmonaire.

La toux est toujours rauque. L'enfant parle, sa voix n'est pas irritée, il n'y a ni chaleur à la peau, ni abattement. La petite malade boit pour la première fois depuis sa maladie, un petit verre à liqueur de vin de Bagnols. — Elle continue également de prendre du lait.

Continuer le traitement sans relâche.

27. — Amélioration. L'enfant a passé une bonne nuit ; les phénomènes jugés à l'auscultation la veille, ont disparu. La toux est plus grasse. — L'enfant est gai.

28. — L'amélioration continue. Les ganglions sous-maxillaires se perçoivent à peine.

31. — Guérison complète.

Quelques jours après le père contracta une diphthérie bénigne. La mère fut aussi prise deux jours après son mari. Enfin, la bonne qui avait soigné l'enfant pendant sa maladie, présenta quinze jours après une diphthérie grave, dont elle guérit. Seule la petite sœur, âgée de neuf mois, que j'avais envoyée chez la grand'-mère, où elle ne communiqua pas avec sa famille et où on la retint pendant un mois, après la disparition des accidents diphthériques chez ses parents, fut épargnée par la maladie.

Enfin, dans la maison située en face de celle de M. G..., moururent, à la même époque, et dans l'espace de trois mois, deux enfants atteints de croup et d'angine diphthérique.

Je pourrais citer encore deux observations suivies de succès et qui me sont personnelles. L'une se rapporte à une jeune fille de 17 ans, Mlle J..., femme de chambre chez un confrère, qui contracta le 1er juin 1878, une diphthérie grave, exactement trois mois après la mort de celle à laquelle elle avait succédé dans son emploi, et qui avait succombé à la même maladie. Il n'est peut-être pas inutile d'ajouter que cette femme de chambre occupait la même pièce que son prédécesseur, dans l'appartement du confrère où elle travaillait.

L'autre cas est relatif à une concierge, âgée de 24 ans, et qui fut atteinte, le 1er août 1878, d'une angine diphthérique à forme typhoïde et qui se rétablit également.

Je n'en ai pas donné les détails, ceux-ci concordant avec ceux qu'on a pu lire dans les observations précédentes.

Comme on a pu s'en apercevoir, les formules que j'ai données dans le cours de ce travail se rapprochent beaucoup les unes des autres; aussi n'est-il pas inutile de dire que je n'ai pas qu'une formule unique et que je les modifie selon les indications du moment et la gravité des cas que peut seul apprécier le médecin.

RÉFLEXIONS.

En terminant, je tiens à informer le lecteur que les cas précités, dont on a lu les observations, n'ont pas été choisis pour être rapportés ici. Ils ont été consignés dans l'ordre où j'avais été appelé à leur donner mes soins, c'est-à-dire de l'année 1874 à 1879. Si des insuccès avaient été le résultat de mes expériences, je les aurais aussi bien cités.

Je n'ai pas la prétention d'avoir dit le dernier mot sur la diphthérie ; néanmoins je ne puis m'empêcher de constater que sur les 11 cas que j'ai eu à traiter, 10 fois le succès couronna mes efforts et je dois ajouter que dans le onzième, le seul où la mort survint, la diphthérie était secondaire, c'est-à-dire consécutive à une rougeole.

L'observation n'est pas rapportée ici, la mort étant survenue si rapidement, qu'à la visite du matin M. Archambault constata chez l'enfant la présence de deux fausses membranes énormes, grisâtres, sur les amygdales et que le lendemain soir, le petit malade était emporté sans avoir présenté aucun phénomène d'envahissement du larynx par les fausses membranes, mais bien par intoxication.

Cette observation n'a pas été prise dans le service.

Je ne devrais pas compter ce fait dans ma statistique, le traitement ayant été si peu suivi que l'on ne peut être fixé à cet égard.

Je livre ces faits à la méditation de mes confrères, comptant sur leur bienveillance et espérant qu'ils voudront bien essayer la médication que j'ai tenté de faire connaître dans ce travail.

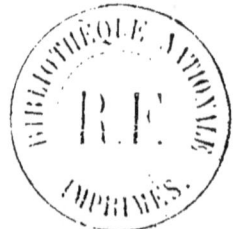

TABLE DES MATIÈRES

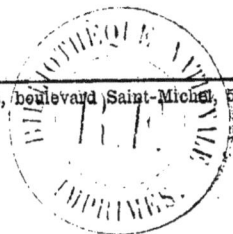

Imprimerie A. DERENNE, Mayenne. — Paris, boulevard Saint-Michel, 52.

ON TROUVE A LA MÊME LIBRAIRIE

BOUFFÉ (F). — **Recherches sur l'Épistaxis chez les Tuber-culeux,** in-8° 1 50

SOLARES (Dr VITAL). — **Estudio sobre la difteria,** oportundad y conveniencia de la traqueotomia en la forma crupal. 1 vol. in-8°, avec gravures. . . . . 6 »

WORTHINGTON (SEDAM). — **De l'obésité,** 1 vol. in-8° 7 50

TORRES. — **Des calculs du rein et de la néphrotomie,** 1 vol. grand in-8° . . . . 15 »

WURTZ. — **Dictionnaire de chimie pure et appliquée.** 5 forts vol. in-8° brochés. Au lieu de 91 fr., net . . . . 70 »

Imprimerie A. DERENNE, Mayenne. — Paris, boulevard Saint-Michel, 52.